JN214542

使える
病院BCP

【著】佐々木 勝（日本大学客員教授・元内閣官房参与）

株式会社 新興医学出版社

How to Practice BCP and BCM?

Is It True That Your BCP Will Be Available to Manage the Hospital Operations During a Disaster?

Masaru SASAKI

Nihon University Visiting Professor

Former Special Advisor to the Cabinet

SHINKOH IGAKU SHUPPAN CO., LTD TOKYO.

Printed & bound in Japan

序 文

いつ来るかわからないが必ずやってくる地震などの災害への備えを万全にするために，救命活動の最前線において総力戦で戦う病院は危機管理手法であるbusiness continuity plan（BCP：業務継続計画）策定を図っている。しかし，その策定率は内閣府防災担当が行った「特定分野における事業継続計画に関する実態調査」（2013年）によれば他業種に比較して低い現状があり，このBCP策定のお寒い現状とは裏腹に，2016年4月に熊本地震，2018年9月には北海道胆振東部地震が起こり，「災害は忘れた頃にやってくる」ではなく「災害は忘れられないためにやってくる」という様相を呈してきた昨今である。人命救助・資産保全を目的とした災害対応マニュアルだけではなく，診療継続を目的とするBCPの策定は喫緊の課題であり，BCPに基づいたBCMを実践することが災害対応の要と言える。

2017年度，厚生労働省は災害拠点病院の指定要件にBCP策定と訓練研修を2019年3月までに達成することに加え，かつ災害拠点病院向けにBCP策定研修事業を2017年度に開始し2018年度も実施した。前述の実態調査には策定率の低い理由としてスキル・ノウハウがない，人材が確保できない，情報が不足している，などが挙げられているが，管理者の意識が低いと指摘する者もいる。しかし，著者の経験から得た大きな理由は一般企業と異なり発災直後から100%以上の働きが必要とされることへの対応の検討不足であった。インパクトの結果として起こる資源不足条件下に，いかに多数の傷病者対応を行うか，すなわち，surge capacityの視点が欠けていた。

災害時の病院の対応には平常時とは異なる業務内容をインフラなどに被災を受け平常時とは異なる状況・体制下で実施することが期待されている。発災直後に本来は低下してしまうはずの診療能力にもかかわらず，医療需要が増大し平常時に勝る大波のように来院する多数の傷病者の診療を行う必要性に立たされる。熊本地震の際の災害拠点病院（490床）には前震後18時間に405名，本震後12時間に528名が受診していた。この著しい数の傷病者に対する診療能力をsurge capacityと呼び，このことが発災直後には需要が低下する一般企業のBCPと異なる点であり，医師，しかも管理職の積極的な関与がなければ病院のBCP/BCMは困難である。

2018年9月6日の北海道胆振東部地震においても，各マスコミに改めてBCP策定の強化の必要性が謳われていた。BCP/BCMは災害大国日本では喫緊の課題と考えられる。しかしながら，BCPと言いながら主な論点は災害時にも不足しないように資源を準備しようというBIAからの視点がほとんどであった。当然費用対効果の妥協もあろうが，今までの知見や研究からどんな準備をしても災害時には病院も多かれ少なかれ損害を受ける。病院が損害を受けた結果としてその状況下，それでもなお傷病者対応能力をどうやって向上していくのか，というsurge capacityの視点にもっと目を向けるべきであることが病院BCPの大きな特徴である。

Surge capacityは刻一刻と変化する資源（BIAに基づくプロファイリング）に依存するため，これを向上させるにはBCPに基づく訓練の繰り返しによる傷病者診療のボトルネックを解消することである。BCP/BCMの訓練は，戦略としてのBCP/BCMに則った戦術としての具体的行動（アクションカードに則った行動）の訓練が重要であり，従って，指揮命令系統（本部機能）の充実拡充，優先業務の選定，想定外の想定への対応力向上，を目的として行うことが望まれている。本書はこれらについて具体的に紹介する。

2019年5月

佐々木　勝

CONTENTS

第1章　BCP/BCMの原則とは

第2章　BCP策定のポイントと病院のライフライン

第3章　BCP/BCMにおける訓練の意義

第1章

BCP/BCMの原則とは

1-1 BCPとこれまでの災害対応との違い

▶▶▶ 机上訓練で考える災害時の病院

災害時の病院はインフラなどに被災を受け，平常時とは異なる状況・体制下で診療継続を実施することが期待されている。しかし，自然災害は発生頻度が少ない，個々の災害には種類，地域，発生時期による個別性が強く，災害対応の一般的な教訓が得られにくい，担当者も定期的なローテーションで異動するため経験が蓄積しにくい，平常時の図上訓練や模擬訓練などにおいても対応などに混乱が生じている，などの課題が指摘されている。

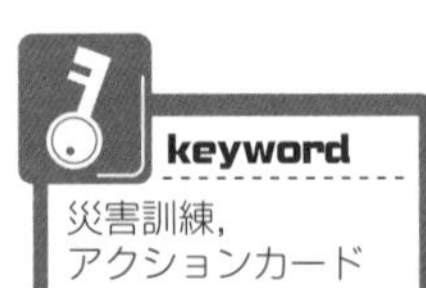

多くの病院はこれらの課題の克服のため災害訓練を重ねてきた。発災から本部設置，被害状況報告，診療再開，診療の維持までを時系列で本部の流れに沿って行う災害訓練などが一般的なものであろう。この式次第に沿って各部署でアクションカードに則った訓練が行われ，課題を分析検討してきた。

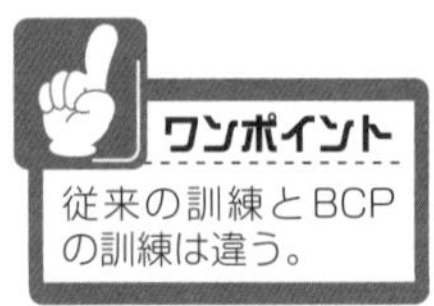

BCPの訓練は一般化しておらず，その方法論も含め発展途上にあるが，従来の訓練との違いを理解するために表1-1 ～ 1-4のような机上訓練を提示する。

▶▶▶ 20時に発災する想定ならどうなるか？

この訓練の発災時刻を20時に設定した場合はどうであろうか。右ページおよび8ページの側注で示したような設問に対して答えを持っているだろうか。通常20時には院長をはじめ医療職・事務職の幹部は帰宅し不在であろうし，人員・人材も含めた医療資源も十分ではない。院長・看護部長不在時に上席当直，当直看護師長が自力で災害対策本部を設置し災害対策本部として機能させられるかすら疑わしいのが現状ではないだろうか。本部機能が滞れば指揮命令系統が崩れ，組織的な対応が困難となるのは自明であり，従来の災害訓練は想定外の想定に対しあまりにも形式的で臨機応変な対応にはなっていなかったと考えられる。冒

表1-1　机上訓練：発災～本部設置まで

時間	事項	各部門等の動き
9時30分	緊急地震速報　緊急地震速報対応訓練（全員）	
9時31分	防災センター	「訓練放送，訓練放送です。ただ今大きく揺れています。安全を確保してください。この放送は，訓練のための放送です。」（2回）など
9時32分	庶務班長（庶務課長）→本部長（院長） 午後9時30分頃の大きな地震は震度6強を記録した。 当院や周辺の住宅や商業施設等に大きな被害が発生している模様である。	
	本部長（院長）→庶務班長（庶務課長） 5分後を目途に災害対策本部を立ち上げるため災害対策本部メンバーの招集と患者の安否確認及び施設・設備の緊急点検を各職場に指示する。	
	（防災センター）エレベーター停止放送	

Think
想定を20時発災に変えた場合はどうなるか。

院長は不在，誰が本部長？

具体的な設置手段のほかに，そもそも本部の設置準備は？

エレベーター内閉込者への対応は？

病院職員の自主参集ルールは？

表1-2　机上訓練：本部設置～被害状況報告まで

時間	事項	災害対策本部（指示）	各部門等の動き
9時33分	災害対策本部設置	本部要員参集の放送（放送案文）→ 本部長，本部要員は，対策本部室に集合	「本部要員は直ちに災害対策本部に集合。訓練放送，訓練放送」
	緊急点検の指示	指示〔本部長→庶務班長〕 院内放送により，以下を指示 ①在院患者の安否確認 ②施設設備の緊急点検結果の報告	各部門は，「部署別状況報告書」等に基づき患者安否確認および緊急点検を実施せよ。
		確認指示〔庶務班長→保安担当（警備）〕 （報告を受ける。）	（エレベータ停止→放送（訓練））
	（防災センター）	予め決めておいた傷病者の受入口，出口を確認確保。 （安全および動線確保）	
9時38分	点検の報告	指示〔庶務班長→本部員〕 （放送案文）の院内放送を行うこと。	病棟責任者は在院患者の安否，施設・設備の緊急点検を実施し結果を報告。 ●損傷あり→本部へ電話連絡 ●損傷なし→連絡しない。報告は直接行う。 （人的被害は必ず報告） 看護部門は，「部門別状況報告書」に基づき緊急点検を行い，損傷ある場合は，本部看護班に連絡する。
			6階以上も可能な限り直接報告。
			看護班は情報担当に部門別状況報告書（看護部門）を提出。情報担当は付箋紙で分類。
		PCにより「緊急点検結果チェック表」 被災状況をとりまとめ （ホワイトボードを運用し情報を共有） →庶務班長に報告	看護以外の各部門は，業務の継続に影響を及ぼす施設・設備の損害の有無を把握し損傷のある場合は本部へ報告。コメディカル各科は，病院共通の報告用紙での報告等。

動線の確認・制御は？

リスク分析（状況評価と需要評価）は？

PCの運用は誰が行うのか？

頭に挙げたように「災害時の病院はインフラなどに被災を受け，平常時とは異なる状況・体制下で診療継続を実施することが期待されている」が，訓練では検証されていない。

病院の資源の確認は？

傷病者予測や準備は？

表1-3　机上訓練：被害状況報告～診療再開まで

時間	事項	災害対策本部（指示）	各部門等の動き
10時00分	判断と決断	指示〔本部長→本部員〕 緊急点検の結果，診療継続の可否を決定する。 可能なら →医療救護活動を実施 →庶務班長は，直ちに院内放送で，診療準備の指示	
	医療救護活動 実施指示	指示〔庶務班長→本部員〕 （案文）などの院内放送	「応急手当活動を開始せよ。訓練放送，訓練放送」
	現場指揮所の設置	本部長→診療班長 救急外来受付前に現場指揮所を設置指示	患者受け入れ準備
	現場指揮所		
	傷病者来院	指示〔庶務班長→看護班長〕 職務住宅居住者に対する緊急登院指示及びボランティアへの協力・応援要請を行う。	

現存する医療資源の把握は？

参集人数や要員は？

表1-4　机上訓練：診療再開～診療の維持まで

時間	事項	災害対策本部（指示）	各部門等の動き
10時31分	本部 想定被害の開示	事前に想定していたライフライン，施設関係の被害について開示する。	各部門からの報告と合わせる。 ↓ ここからは本部からの情報発信になる。
		指示〔庶務班長→本部員〕 （放送案文）などの院内放送を行うこと。	「ライフライン，施設の状況から診療機能を維持できる。訓練放送，訓練放送」
		各部門・病棟からの二次情報（空きベッド，ライフラインの状況）収集	本部へ空きベッド数，ライフラインの状況報告
	傷病者集約名簿作成	傷病者集約名簿作成	傷病者の収容先の選定
		人員の再配置	
		指示〔庶務班長→本部員〕 （放送案文）などの院内放送。	「赤の処置ブースで医師2名応援必要。黄色ブースから応援出向せよ。」
		後方搬送依頼・対応	問い合わせ対応

1-2

従来型災害訓練の課題

▶▶▶ 訓練で忘れがちな傷病者の増加と病院の負荷

多くの従来型災害訓練は，救急部門からすべての傷病者が収容されるとその時点で終了してしまい，その後の訓練が行われてこなかった。災害時の病院は，救急部門からすべての患者がいなくなっても医療対応が終わるわけではない。例えば，優先順位が低い傷病者にも初期外科治療（primary surgery）が発災後数日は続けられる。初期外科治療は，救命のための処置であり，その後は根本治療が必要となる。転院することがなければ「二次的外科手術（secondary surgery）」は初期外科治療の数日後に行われるため，手術室施設は数日間必要になる。

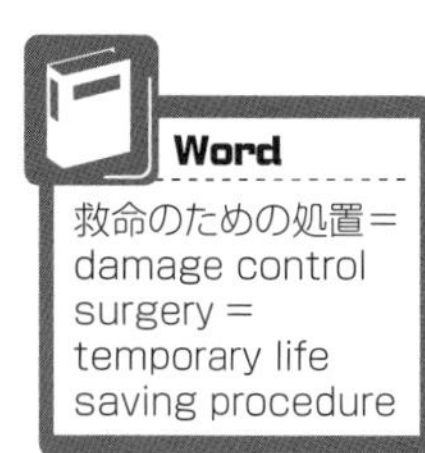

Word
フルタイム当量＝full time equivalent
救命のための処置＝damage control surgery＝temporary life saving procedure

このように傷病者を1名診療することにより病院全体各部門の負荷が増加していくはずであるが，多くの災害訓練は，救急からすべての傷病者が収容されるとその時点で訓練が終了してしまい，その先の訓練が行われていないため，実際に起こり得るであろう傷病者の増加による病院全体の負荷の増大を忘れがちである。さらに傷病者の治療やトリアージに力点がおかれ，診療継続の観点からの訓練がなされていないため，実践では組織的な対応ではなく，「粉骨砕身努力」という精神論に立脚した診療継続にならざるを得ない状況になってしまっている。

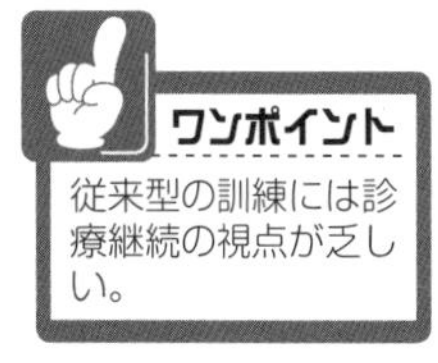

ワンポイント
従来型の訓練には診療継続の視点が乏しい。

▶▶▶ 救助者の労働環境

一方，米国では災害時にもスタッフの仕事量と人員数についての言及がある。必要なスタッフの数は次のようにして計算される。（1週間168時間）÷（1週間につき40時間労働）＝4.2 FTE（フルタイム当量）であり，1週間に1人当たり40時間の労働時間を厳守しながら1単位の仕事を24時間7日間維持するには4.2人が必要であることを示す。患者1名に対してスタッフ4名で担当するなら，ベッド数÷4が1単位の仕事量であり，その仕事量を24時間7日間連続してこなすには，その数字に4.2FTEをかけた数字が1週間に必要なスタッフ数であ

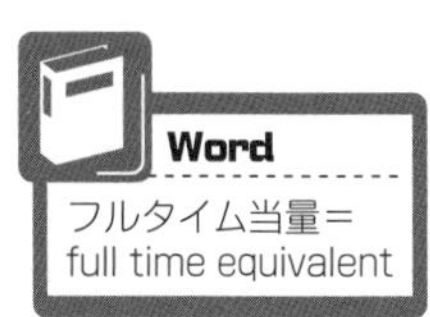

夕方18時30分，病棟の廊下を歩いていたところ，
地震予知警報後に立っていられないほどの地震が数分続きました。

4月26日　天気：晴れ
気温：20度　風速：10m/s

あなたは○○です。

まず，何をしますか？

①あなたの職場の状況
（例：外来・入院患者，建物・資機材，ライフラインの状況など）

②あなたの業務あるいは対応
（職種・職位による役割分担）

③院外職員の対応
（職種・職位による役割，自主参集ルールなど）

図1-1　想定付与

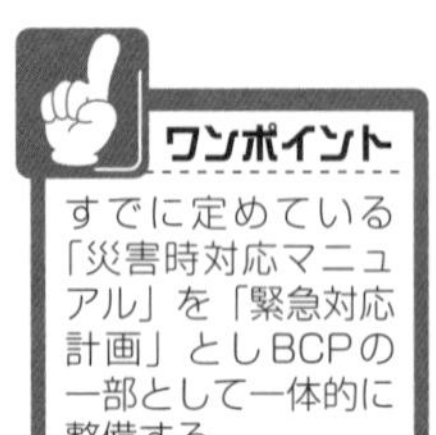

ワンポイント
すでに定めている「災害時対応マニュアル」を「緊急対応計画」としBCPの一部として一体的に整備する。

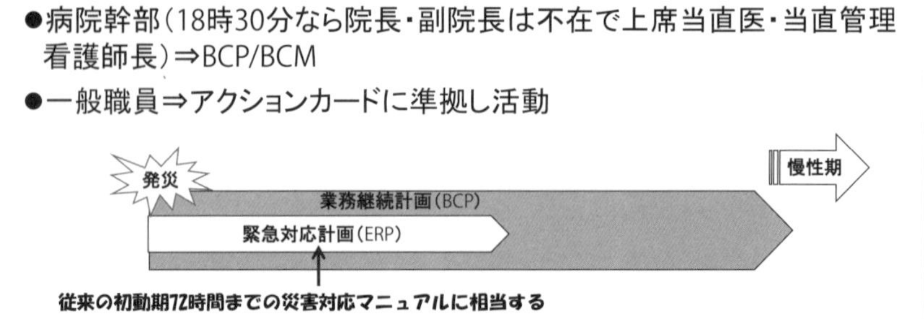

図1-2　病院幹部と一般職員の対応

る。災害時こそ，働く者の労働環境に気を配り，充分な能力を発揮させることがわが国にも望まれる。

▶▶ 災害訓練における災害対策本部の問題点

多くの図上訓練では発災時の行動を尋ねている。具体例として夕方18時30分に大きな地震（震度6）が発生した時の各自の行動を検証確認している訓練がある（図1-1）。

しかし各自の対応は職位・職種などによって異なる。医師を例にとれば日勤帯の災害では職種に応じアクションカードに準拠した対応を行えばよいが，病院幹部が不在である夜勤帯には上席当直の可能性があるなら本部指揮者の職責を果たすことになる。18時30分なら院長・副院長・事務局長はすでに帰宅し，幹部職不在時にはBCP担当者またはBCP実践者である上席当直・管理看護師長は彼らの到着まで上席当直，管理師長がBCPに沿った災害対応をすることになる（図1-2）。

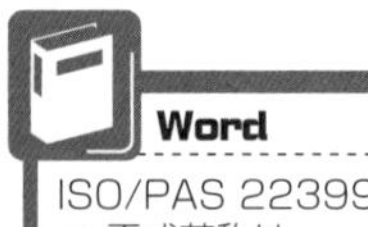

Word
ISO/PAS 22399
＝正式英称は，Societal Security-Guideline for incident preparedness and operational continuity management

▶▶ BCPの目的とは？

BCPとはビジネスに重大な障害を引き起こす事態にいかに対応するかの計画である。ISO/PAS 22399は，業務継続マネジメント（BCM

■ 運営資源に関する考え方の整理

■（理想の状態）すべての運営資源が質・量ともに充足しており，業務中断の懸念はない。→BCPは不要

■（実際の状況）一部の運営資源が質または量において不足しており，業務中断の懸念がある。→BCPが必要

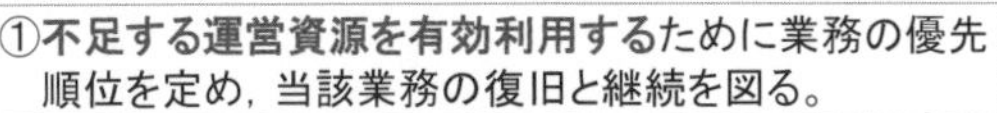

①不足する運営資源を有効利用するために業務の優先順位を定め，当該業務の復旧と継続を図る。

②重要な運営資源の不足が生じないように，被害状況を想定し予め準備計画を策定する。

⇒だからと言って過剰な備蓄を推奨するものではない。

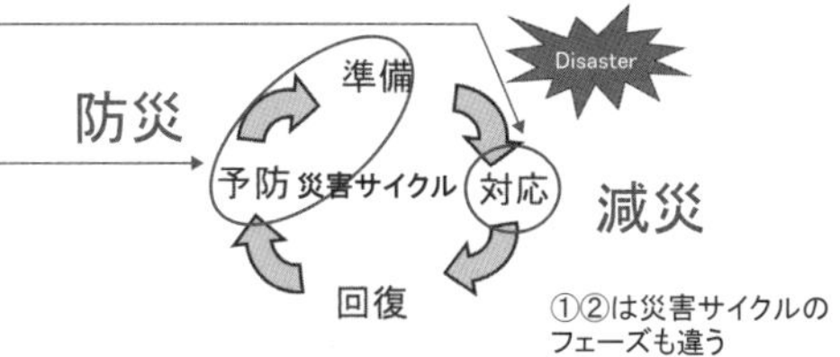

■ 運営資源の具体例

建物・施設	病院の敷地内にある建物，附属設備等	情報・通信	診療情報，疾病情報，電話，無線等
機器・設備	医療機器，事務機器等	システム	電子カルテ，モジュール，イントラネット等
人材	医師，看護師，コメディカル等	ライフライン	電気，水道，ガス等
物品	医薬品，医療材料等		

図1-3　BCPにおける病院の運営資源の考え方

(S)）のガイドライン／要求事項（認証基準）のISO化（国際版化）をめざして策定された一般公開仕様書である。正式名称は，社会セキュリティー緊急事態準備と業務継続マネジメントガイドラインといい，このガイドラインは世界50ヵ国超を代表するさまざまな組織（公共機関や民間企業）から構成される専門委員会ISO/TC 223という社会セキュリティーの専門委員会において全会一致で承認され，2007年11月に公開された。タイトルに「事業継続（Business Continuity）」ではなく「業務継続（Operational Continuity）」という用語が用いられているのは，このガイドラインが民間企業のみならず，公共機関をはじめとするあらゆる組織を前提に作られているためである。元来危機管理の手法であるBCPが災害に応用されるのは，危機管理も災害対応も生命・財産の保全を目的とし，脆弱性への対応とリスクが減少するからである。したがって，災害対応もBCPに沿った形で行われる必然性がある。

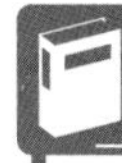

Word

リスク＝（被害の生起確率）×（被害の重大性）
「結果の確率分布が既知な状態」に関するリスクの事態と「確率分布が既知でない状況」に関する不確実性のリスクの事態を含んでおり，大災害時には後者である。

BCPは組織の危機管理

BCP（業務継続計画）とはマニュアルに書かれた災害対応を「人・施設・設備」など資源制約を考慮し着実に実行できる体制を整えることである。したがって，BCPは計画を策定することが目的ではなく，組織における危機管理体制，業務継続体制を強化することが目的である。災害対応は生命財産を守るという意味では危機管理であり，病院の災害対応にも危機管理手法のBCPが導入されている。災害時にすべての運

Word

BCP＝business continuity plan

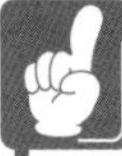

ワンポイント

BCPは組織における危機管理体制，業務体制を強化することが目的。

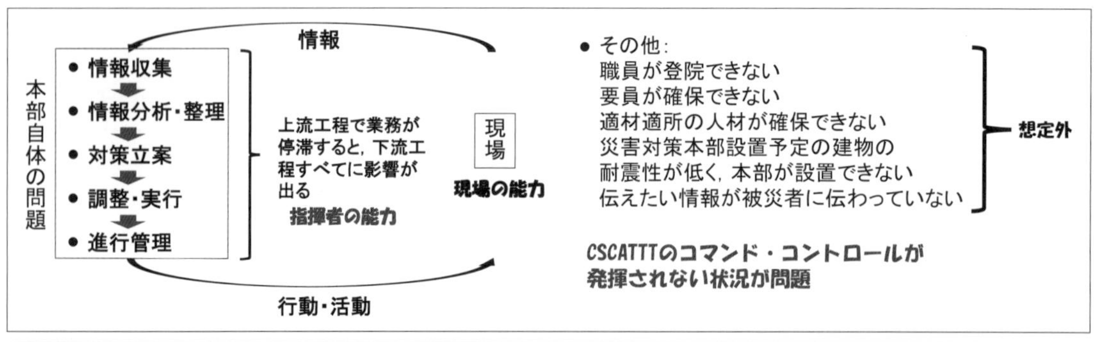

図1-4　本部機能と現場対応

［紅谷昇平，平野誠也：過去の災害対応にみる地方公共団体の業務継続体制の重要性．季刊政策・経営研究3：119-136，2011 をもとに作成］

Word
［図1-4］
CSCATTT＝Command and Control, Safety, Communication, Assessment, Triage, Treatment, Transport

Word
災害サイクルは「対応」「回復」「予防」「準備」からなる。

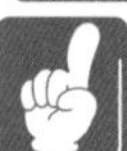

ワンポイント
BCPには防災，減災，住民の理解への啓発の考え方が必要。

Word
BCM＝business continuity management

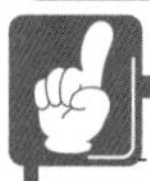

ワンポイント
BCPには想定外の想定も加味しておく。

営資源が充足していれば業務中断の懸念はなくBCPは不要である。現実には一部資源が質・量において絶対的・相対的に不足し業務中断の可能性があるのでBCPが必要とされる。しかし，災害時には一部の運営資源が質・量において不足し業務が中断する可能性があるからといって過剰な備蓄を推奨するのではなく，資源制約下でも運営資源を有効に活用し業務の遂行と復旧を図っていくことがBCPである（図1-3）。

災害は「対応」「回復」「予防」「準備」の４つのサイクルからなる。「予防」「準備」のフェーズでは運営資源の補強や拡充などハード面からの予防対策，すなわち「防災」対策，一方「対応」のフェーズではいかに犠牲者を減らすかソフト面からの対策，すなわち「減災」対策の両者が必要で，この両者がBCPの両輪である。さらに，資源不足による診療制約への住民の理解のための啓発活動も忘れてはならない。また，BCM（業務継続マネジメント）は危機管理の一方法論であり想定外の想定に対して機能維持を図るにはどのような管理運営をすれば良いのか，BCPに基づく実践的な訓練の中で少しずつ組織の脆弱性を減少していくことが狙いである。

▶▶BCP実践者という視点

つまり，上席当直や管理看護師長になる可能性のある者はBCP担当者またはBCP実践者としての役割も知らねばならない。一つの設問が時間設定を変えるだけで，すなわち現場担当からBCP実践者になる職員がいることをこのような訓練では十分検討されない。災害対応は現場対応と本部機能が各々十分に機能し，両者の歯車がかみ合って初めて有効になることを忘れず（図1-4），資源制約の中，優先業務の選択，指揮命令系統，想定外の想定に対する対応を両者の側面から見た統括的な訓練が重要である。

1-3 BCPの原則と目的

▶▶ 従来の災害対応マニュアルとBCPの違い

災害対応マニュアルは初動対応が中心で人命救助・資産の保全を目途とした現場主体であるが，BCPは災害発生時に業務継続を念頭においた管理運営者が主体である。BCPの目的は①職員を守る，②病院の安全を守る，③医療の継続を図る，④医療の復旧を遂げる，である（図1-5）。すなわち，病院のBCPとは来院した傷病者の診療自体に直接かかわることではなく，産業医のように作業管理，作業環境管理，健康管理に軸足をおき，病院の業務，すなわち診療の継続を実践することである。

BCPでは職員を守ることが業務継続に繋がるため，BCPの大原則は地震によりスタッフと傷病者が同じように挟まれた場合，従来の概念と

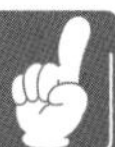

ワンポイント

災害対応マニュアルは初期対応が中心。BCPは業務継続。

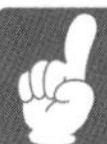

ワンポイント

BCPの目的
①職員を守る，②病院の安全を守る，③医療の継続を図る，④医療・復旧を遂げる。

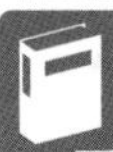

Word

産業医＝事業場において労働者の健康管理などについて，専門的な立場から指導・助言を行う医師。

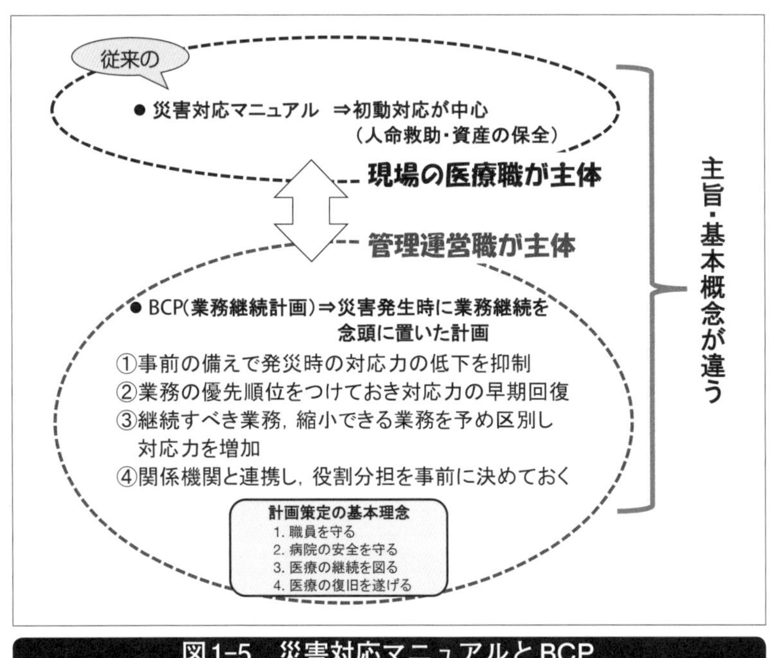

図1-5 災害対応マニュアルとBCP

■ 危機管理計画の体系図

① 職員の安全を守ること

院内で職務に従事する職員の安全確保が，危機管理の最優先課題である。

② 病院の安全を守ること

病院が保有または管理する施設・設備の保全および患者の安全が重要である。

③ 医療の継続を図ること

病院に求められる医療機能を継続するために災害を想定した継続計画を作成する。

④ 医療の復旧を遂げること

作成した継続計画に従い，重要な医療業務を速やかに復旧・継続する。

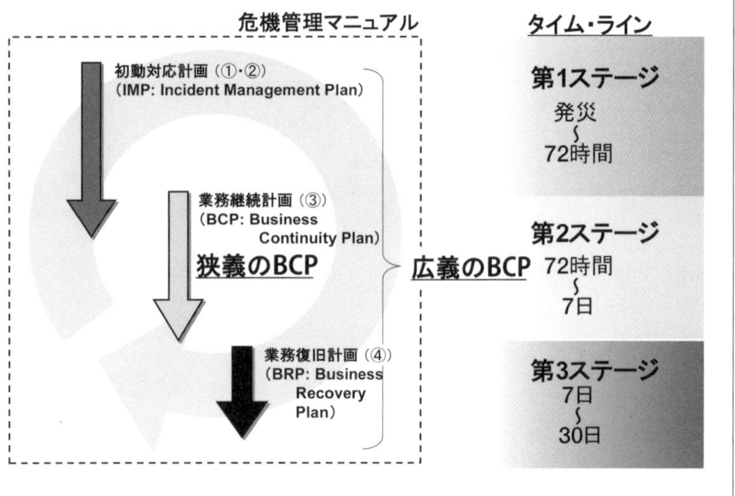

図1-6　病院BCPは広義のBCP

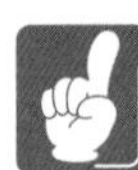

ワンポイント

［図1-6］
医療機関の場合，人命の救済・維持が主たる業務それ自体であることから，IMPとBCPは一体の計画として策定される傾向にある。→広義のBCP。

Word

IMP＝incident management plan,
BRP＝business recovery plan,
ERP＝emergency response plan

Word

戦略＝strategy
目標を達成するための総合的・長期的な計画手段
戦術＝tactics
戦略を行うための具体的・実践的な計画手段

異なり，スタッフを優先して救出救助することである。現実的にはこのような決断が難しいのは周知であるが，災害対応マニュアルとBCPの概念の違いを理解してもらうには良い例であると考えられる。

「悪しき戦略は兵士を失う」

病院BCPは「事業」ではなく「業務」継続計画であり，診療という単一業務を継続していくため病院BCPには広義のBCPが使用される。これには初動対応計画（IMP），狭義の業務継続計画（BCP），業務復旧計画（BRP）が含まれる（図1-6）。従来多くの病院で策定された初動災害対応マニュアルはIMPに相当し，緊急対応計画（ERP）として病院のBCPに組み入れられる。

BCPとはゴール／目標を目指しどのようなルートで到達するかを考える戦略である。初動災害対応マニュアルやアクションカードはそのルートを徒歩または自動車などの手段，緩急などの条件などを考える戦術であり，資源は体力，燃料などの兵站と考えるとわかりやすい（図1-7）。

戦場での医療は，傷病者の治療，さらなる傷病者の予防，作戦貫徹を目標とし，「兵士にとっても作戦にとっても最良の結果を期待されており，良き医療は時として悪しき戦略であり，悪しき戦略は兵士を失うか，作戦が失敗する」と言われている。BCPも同様に戦略が正しく実践されないと職員に害が及ぶ。

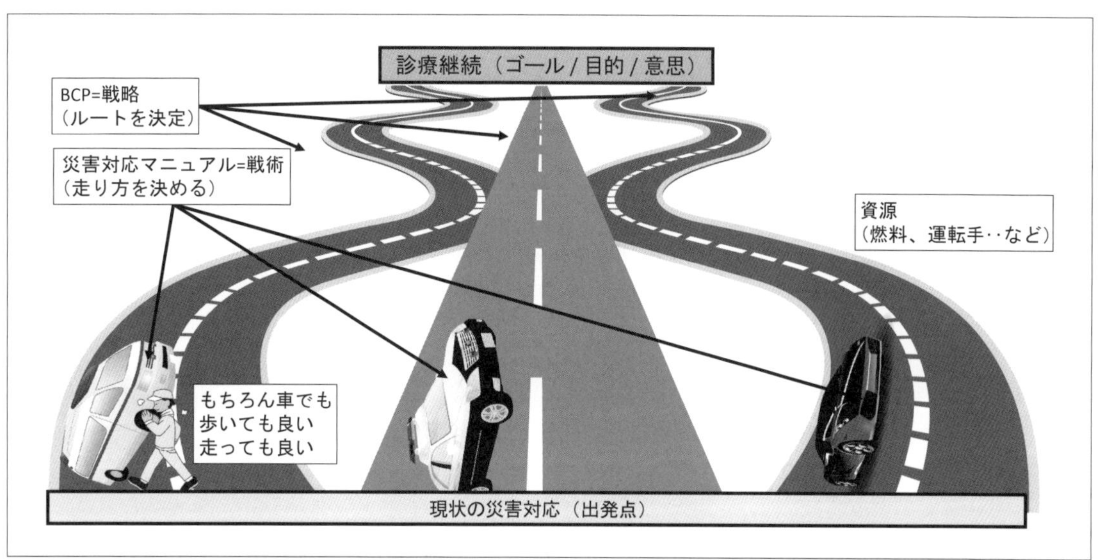

図1-7　BCP（戦略）と災害対応マニュアル（戦術）とlogistics

1-4

BCP/BCMの訓練

▶▶ 発災後に何が問題となるのか

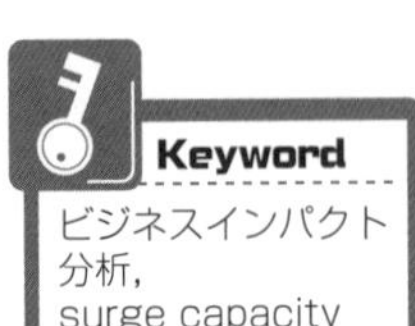

災害対応を実践する上で何が問題になるのか検討すると，図1-8で示す例のように起こった事象に対していつ，何を優先し何を断念するのか，誰が決断するのか，など，特に本部の意思決定，意思決定の前提としてこのあとで触れるビジネスインパクト分析（BIA），surge capacity，想定と現実のギャップ（想定外）に対する平常時からの検討や行動指針がない結果と思われる。

現場に混乱を起こさないようにするためには本部の機能が重要であり，現場の能力を高めるには，本部の情報収集・整理，対策立案，調整実行，進行管理という災害対策本部指揮者の能力が必要不可欠である（図1-9）。BCPは病院全体の計画であり病院幹部の職責の下，意思決定・判断を司る指揮命令系統であり，現場の行動は部下の職責であり各部門ではアクションカードに則り行動することが要求される。発災時のみならず平常時からシミュレーションに基づいた役割分担などを想定しておくことなどが期待されている。

発災後1時間

診療継続決定してから1時間経過。
救急外来に，
- 赤タグ15名
- 黄タグ25名
- 緑タグ60名

が来院している。現時点ではさらに傷病者の来院が予測される。

- 災害とは関係のない救急患者が10名診察を待っている。
- 一般病床の病床利用率は84.3%，ユニット系は60%。
- ERの観察ベッドは3床空いている。
- 整形外科の緊急手術が1件始まっている。
  終了まで1時間かかる。
- 救急車による搬送は渋滞などの影響で直ちには困難。

何を優先するの？
何を断念するの？
誰が決断するの？

⇩

意思決定，特に本部の意思決定
意思決定の前提としてBIA，Surge capacity
訓練の想定と現実とのギャップ（想定外）

図1-8　実践する上で何が問題なのか？

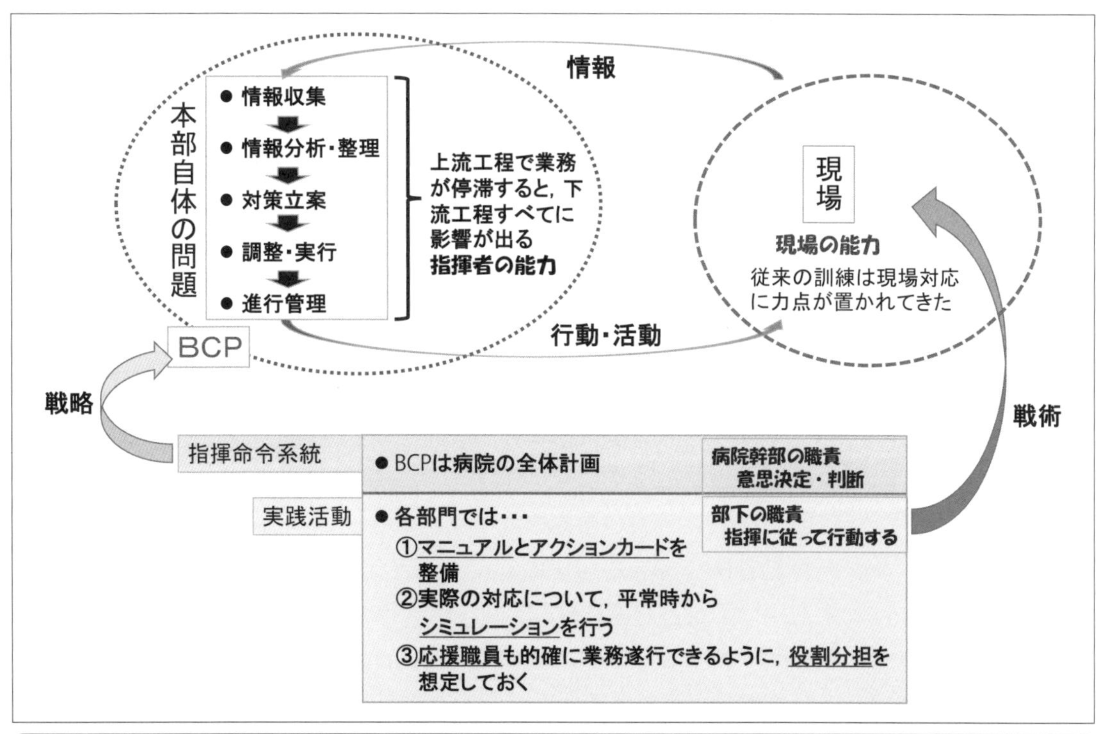

図1-9　災害において発生する災害対策の主な問題点

［紅谷昇平，平野誠也：過去の災害対応にみる地方公共団体の業務継続体制の重要性．季刊政策・経営研究3：119-136，2011を参考に作成］

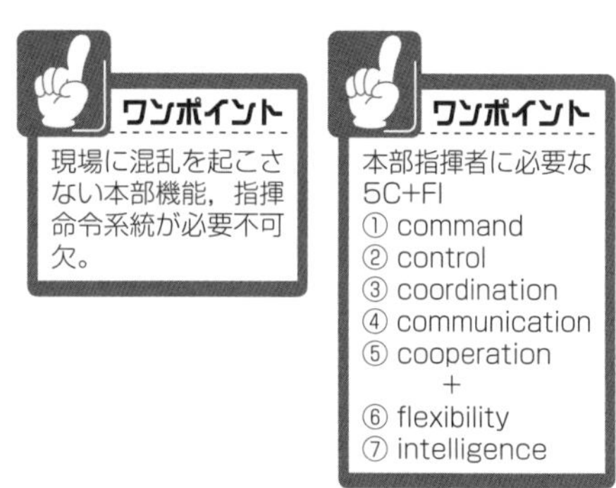
ワンポイント
現場に混乱を起こさない本部機能，指揮命令系統が必要不可欠。
ワンポイント
本部指揮者に必要な5C+FI
① command
② control
③ coordination
④ communication
⑤ cooperation
+
⑥ flexibility
⑦ intelligence

1-5 BCP開発過程における実際的な訓練方法

PDCAサイクルによる持続的改善サイクル

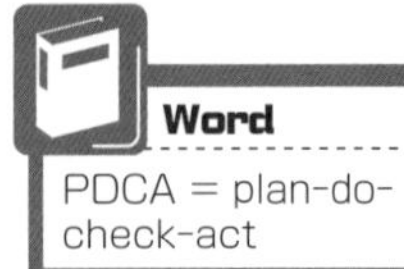

問題の確認と解決にはPDCAサイクルが利用される。planでは問題を明らかにし分析し根本原因を確認する，doでは解決策を考案，詳細な行動計画を発展させ組織的に実行する，checkでは計画に対する結果および逸脱と問題を確認，actでは解決策を標準化，反省して次の問題を明らかにする。

- 計画開始：定義と範囲，資源割り当て，管理サポート
- 方針と管理責任
- リスク評価とインパクト分析
- 管理戦略の発展
- 作業の実行，戦略のコントロール，計画，手順，プログラムの発展と実行
- 認識，能力，訓練戦略，計画，プログラム
- 役割と責任の明確化
- コミュニケーション戦略。計画，プログラム
- 人，モノ，金の資源の割り当て

その結果，方針→計画→実行と作業→実績評価→レビューの持続的改善サイクルを完成させる。

想定外の事態には「判断」ではなく「決断」が必要

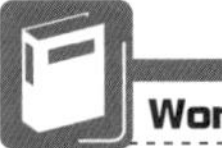

判断＝judgement
物事の真偽・善悪などを見極め，それについて自分の考えを定めること。
決断＝decision
意志をはっきりと決定すること。

BCP開発過程における訓練・教育研修の位置と目的は，サイクルの実行と維持にあり，また非常時優先業務の選定，指揮命令系統の確立・維持，想定外の事態への対処が目的となる（図1-10）。想定外の事態への対処は判断（客観的であり誰が行っても同じ）ではなく決断（主観的であり人によって異なる）が必要とされ，HICS，ICSにおける位置付けもあらかじめ知っておく必要がある。

訓練での最大の課題は訓練する側の人材が著しく不足しているため，

JCOPY 88002-783

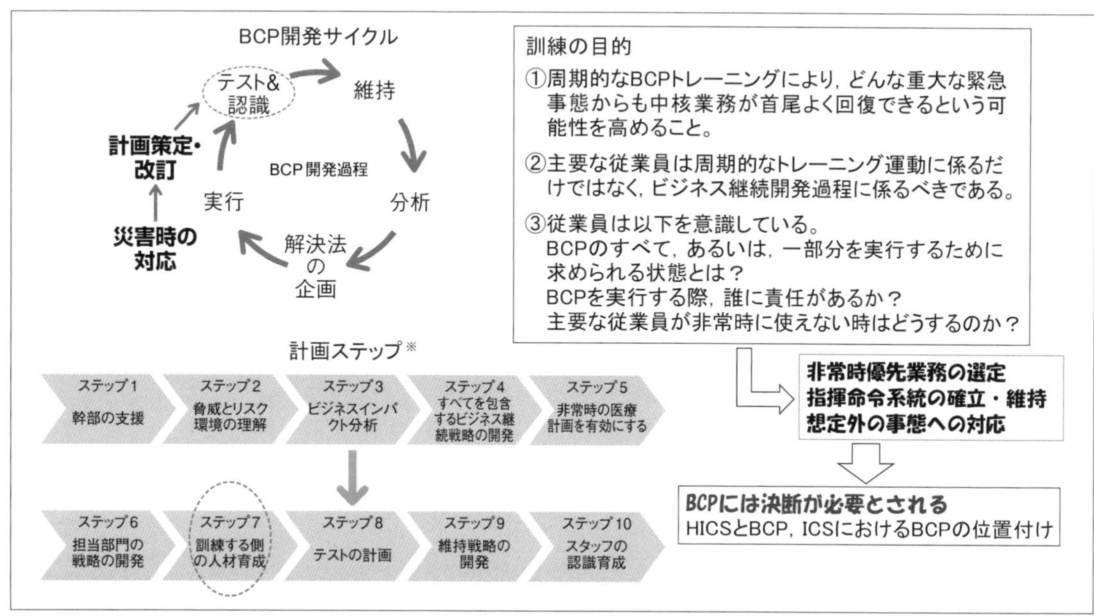

図1-10　BCP開発過程における訓練・教育研修の位置と目的

※［Fundamentals of Business Continuity Planning（http://www.datatrans.org/presentations/100331-2_BDA_DATA_GW_Presentation.pdf）をもとに著者作成］

現状ではBCP/BCMの訓練が時として従来の災害訓練の域を出ないものが多いことである。

BCP策定自体が目的ではなく，組織やシステムの脆弱性を減少させていくことが目的であるため，新たに問題が生じた時点，訓練した時点などに常に改訂の意欲が望まれる。

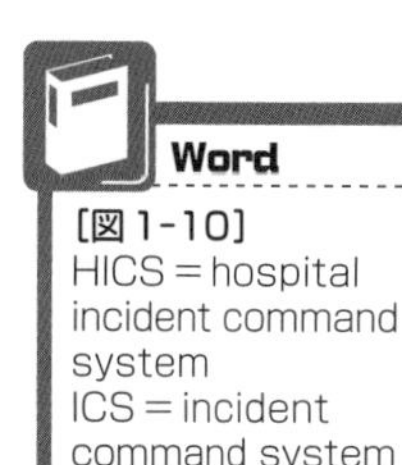

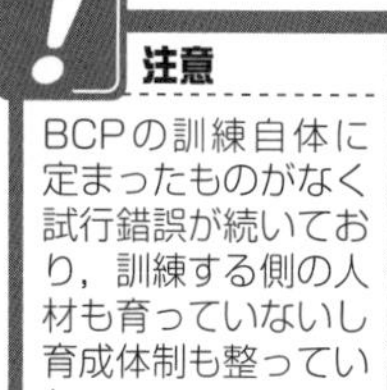
注意
BCPの訓練自体に定まったものがなく試行錯誤が続いており，訓練する側の人材も育っていないし育成体制も整っていない。

1-6 ビジネスインパクト分析(BIA)

病院にもたらされる3つのインパクト

BCPはあらゆる危機に対する管理手法であるため，地震，台風，洪水などの災害の種類ごとの被害想定ではなく，あくまで災害の結果としてもたらされるインパクト分析を行う。最近の災害対応でもイスラエルで始まったall hazard approach（あらゆる災害に対するアプローチ）のようにすべての災害に一つの方式で対応するという考え方からも，災害の種類ではなく結果として加わったインパクトの大小でhazardが評価されている。病院のインパクトには，①病院機能や経営・運営へのインパクト，②医療提供へのインパクト，③病院スタッフへのインパクトの3つがある（図1-11）。

災害の種類を問わず結果として病院にもたらされるこれら3つのインパクトに対しビジネスインパクト分析（BIA）が必須である。最悪を想定し最良の結果を得るため，基本的には最大のインパクトを生じる危機に関してのBIAを実施しておくことが肝要なため，地震を想定したBIA

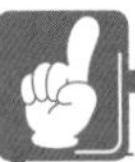
ワンポイント
突然発生する多数傷病者を管理するにはall hazard approach。

ワンポイント
病院のインパクトは，①経営・運営へのインパクト，②医療提供へのインパクト，③スタッフへのインパクトの3つ。

Word
BIA = business impact analysis

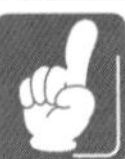
ワンポイント
最悪を想定し最良の結果を得るためのBIA。

注意
タイムウィンドウの概念は，初動態勢のみではないことに注意する。

病院への3つのインパクト

1. 病院の経営や運営へのインパクト
   マンパワー（施設維持と診療維持）
   財政（施設維持と診療維持）
   器械（施設維持と診療維持）
   管理（施設維持と診療維持）

タイムウィンドウの概念は必須
①発災から24時間
②24時間から72時間
③72時間から1週間
④1週間から1ヵ月

2. 医療サービス提供へのインパクト
   仕事量（入院／外来，限界点は？）
   サプライチェーン
   収入（医療費の請求，薬品・消耗品の購入）
   その機能が他の機能にどのように重要？（病院機能の中で優先順位）

3. 病院スタッフへのインパクト
   スタッフ数：緊急時何人必要，初期警報警告，対応システム
   必要資源の量と質：医療資器材の他，コンピューター，車両，資器材，通信伝達など
   必要データ：カルテの他，詳細な人名簿，サービス，資産詳細，進行中の仕事など
   何を優先するか？の予めの決定

図1-11　各事案のリスク分析ではなく結果としてのインパクト分析

表1-5 病院災害対応計画（レベル0，Ⅰ）

	（需要／有効資源）比	行動	治療の優先順位
レベル 0	正常	正常	• 救急における5段階看護師トリアージ • 救急手術，予定手術より生命危機の強い緊急手術 • 最大限の需要に基づいたICUベッドの割り当て
レベル Ⅰ	• 救急のベッドが50％埋まっている • 入院ベッドの98％が埋まっている • 短時間内に，外因事故が重篤・非重篤患者により救急ベッドの30％以上発生する可能性 • 次の24時間の大事な時期に，重要な資源の75％のみが有効である	• HICS（hospital incident command system）を立ち上げる • すべての予定入院を止め，かつ，予定手術を始めない • 可能であれば，救急に入院した患者を他の施設に転送する • 12時間以内に退院が計画された，あるいは，自宅あるいは他の有効な施設でも安全化患者のすべてを迅速に退院させる。空いたベッドは退院書類に署名する2時間以内に新患のために使用する • すべての診察台を埋め，あらゆるレベルの看護師全てを使い（安全と法律は許す範囲まで広げる），必要なら看護師・患者比率を下げる • すべての歩行可能な患者を退院させる。可能なら他の適切な施設に送る • 感染や他の汚染による状況なら，分離や隔離を含め標準的防護を図る • surge capacity を収容する発災前に決められた場所も含めた過剰能力計画（overcapacity plan）を発令する • 災害計画の実行を考える • 状況についての公的機関と情報を得るための訓練された危機管理通信伝達の使用を考える	• もっとも経験のある救急医が来院する患者のトリアージ • すべての予定手術の停止 • 危機下のトリアージ責任者（crisis triage officer）がスタッフに集中治療の必要のなさそうなICU患者を退室させる

ワンポイント

レベルⅠなら予定手術の中止，退院・退室の促進。レベルⅡなら資源の再分配。レベルⅢなら診療停止も考える。

表1-6 病院災害対応計画（レベルⅡ，Ⅲ）

	（需要／有効資源）比	行動	治療の優先順位
レベル Ⅱ	• 救急のベッドが75％埋まっている • 成人の入院ベッドは100％以上埋まっている • 外因事故による重篤患者が6～20人・非重篤患者が31～100人発生する可能性 • 次の24時間の大事な時期に，重要な資源の50％のみが有効である	（当初のレベルに書いたように行動し，それをこのレベルに合わせる） • すぐに生命危機に陥る者や他では治療できない者を除いて転院を断る • 他の救急が開いているなら，重篤でない歩行できる患者の救急搬送を避ける • すぐにレベルⅠの患者のほかに，急性の入院ケアを必要としない患者を退院させる • surge capacity を収容する発災前に決められた場所も含めた迅速な災害計画を実行する • 局地，地域，国の当局の支援を考える • ICUベッドや人工呼吸器を制限する • 状況についての公的機関と情報を得るための訓練された危機管理通信伝達の使用を考える。可能であれば，局地，地域の当局と幅広い危機管理通信伝達を作動させる	• 施設外の診療所にレベルⅣとⅤの患者（最低限の治療資源が必要な者）を依頼する • 危機下のトリアージ責任者（crisis triage officer）は，初療医と連動しICUベッドの割り当て（継続使用と新たな使用），人工呼吸器，生命維持装置，不足した医薬品の使用を決める。これらの決断は，最新の知見に基づき，最大の需要と期待される効果に基づいている
レベル Ⅲ	• 救急のベッドが76～95％埋まっている • 外因事故による重篤患者が21人・非重篤患者が101人発生する可能性	（当初のレベルに書いたように行動し，それをこのレベルに合わせる） • すべての転院受付を断る • すべてのベッド，ストレッチャー，折り畳みベッドが埋まり，全ての看護人材も既に投入し，看護師／患者の比が減少している	• もし，やっていなかったら，局地，地域，国の当局からの支援を要請する

表1-5，表1-6［Kenneth VI：Hospital Disaster Plan. Improvised Medicine：Providing Care in Extreme Environments, McGraw-Hill, New York, pp553-557, 2012 をもとに著者作成］

分析が主として行われる。各地域ごとに地域防災計画に被害想定が記載されており，災害の知識や経験があれば特に病院に従事していなくともインパクト分析は可能である。

▶▶ 業務継続断念も視野に入れておく

病院のBCPを一言で言えば，時系列で推移する医療活動の内容を考慮しながら，リアルタイムに資源を把握しつつ（BIA），著しく増加した傷病者に対応していくこと（surge capacity）である。したがって，BCPでは多数傷病者発生事案においては傷病者の重症度に軸足をおいたトリアージではなく，資源に基づいたトリアージを行うことが求められる。また，業務継続計画という観点からは終局的な業務停止を念頭におくことも重要である。病院管理者としてどのような状況に陥れば診療停止も視野に入れねばならないかを把握するためにはKennethによる報告（表1-5，1-6）が示すように，救急ベッドが76から95%まで埋まり，重篤外因患者が21人，非重篤患者が101人発生する状況が業務継続断念の決定時期の目安として参考になる（表1-6）。

Keyword
資源に基づいたトリアージ

▶▶ Surge capacityの見積もり

発災時の医療需要には①発災後生じる医療需要，②新たに発生する業務（応急対応業務），③通常業務の3つがある（図1-12）。

特に①②の医療需要が増加する。増大する医療需要にいかに対応するかは医療職，特に医師の判断に負うところが大きく，BCPの策定実践には医師，特に決定権のある幹部職の存在が必要不可欠であり，幹部医師職の関わらないBCP/BCM策定や訓練は，生きた訓練にはなり得ない。BIAを実施した上で，結果として何人の傷病者の診療が継続可能なのかが重要であり，BIAは前提であり目的ではない。病院は，特に災害

Think
発災時の3つの医療需要のうち，どの業務を優先させるか？

ワンポイント
発災後4日目までは来院傷病者は画像検査>>生化学検査。しかしながら入院患者の定期的な生化学検査はあるはず。

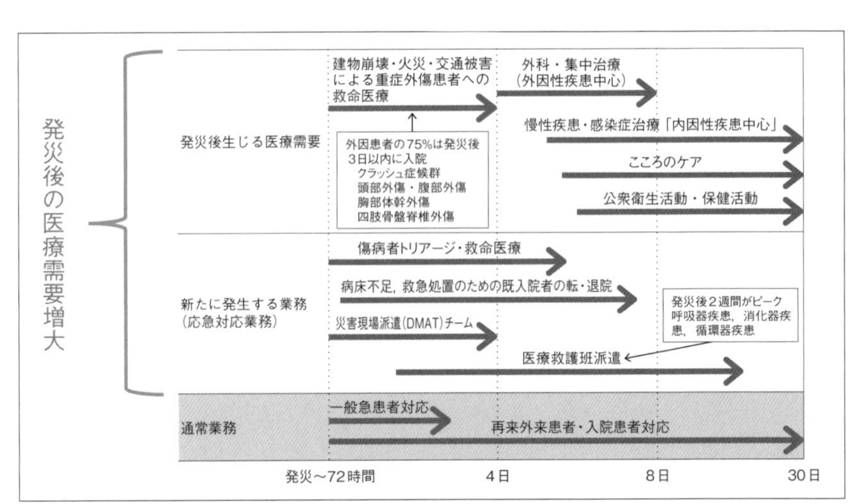

図1-12　発災後の医療需要：外部支援だけではない医療需要の増大

拠点病院は，発災時にインフラなどに障害を受け資源低下に陥り発災直後に本来は低下してしまうはずの診療能力にもかかわらず，医療需要が増大し平常時に勝る大波のように来院する多数の傷病者の診療を行う必要性に立たされる（図1-13）。災害時の病院の対応には平常時とは異なる業務内容をインフラなどに被災を受け平常時とは異なる状況・体制下で実施することが期待されている。

ワンポイント
災害拠点病院の役割

▶▶ 一般企業のBCP

一般企業のBCPはインパクトの減少，中断時間の短縮に重点がおかれ，病院のBCPもこれに関しては同じである。災害時に一般企業には重要業務，縮小業務，休止業務があり，BCPのもと重要業務を遂行する。病院という組織は元来重要業務が診療のみであり，一般企業に見られる縮小業務や休止業務が少ない（図1-14）。

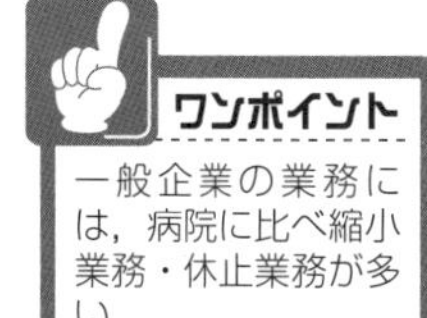

企業のBCPの基本概念は許容限界以上のレベルで操業を継続させること，許容される時間内に操業度を復帰させることの二つであり，増加する需要に対する概念はないし，現実に災害時には一般的にライフライン関連企業を除いて需要が増大することはない（図1-15）。

実際に熊本地震の際の災害拠点病院（490床）には前震後約18時間に405名，本震後約12時間に528名が受診していた。

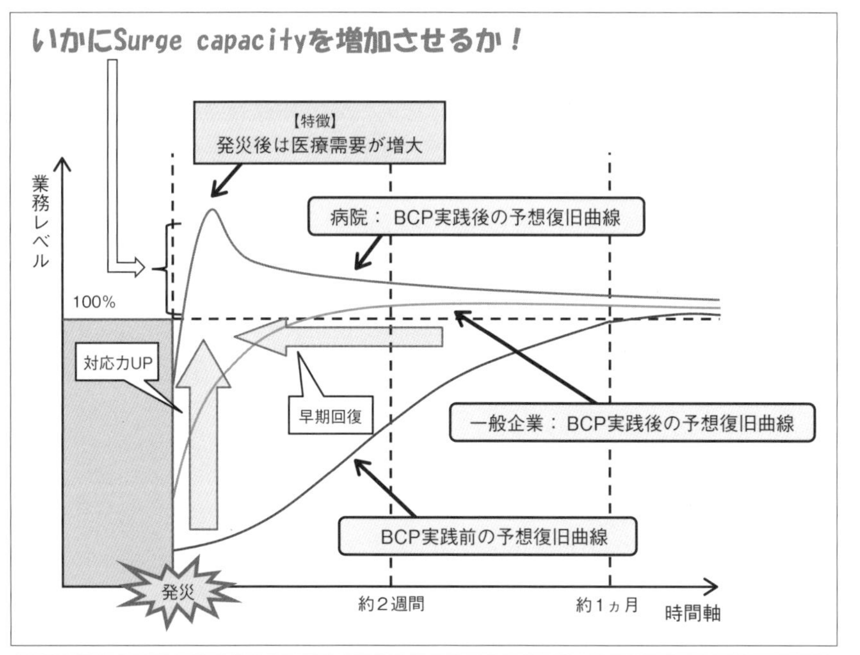

図1-13　病院におけるBCPの特徴：一般企業との大きな相違

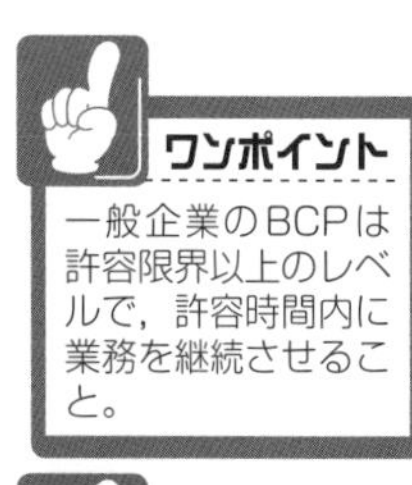
ワンポイント
一般企業のBCPは許容限界以上のレベルで，許容時間内に業務を継続させること。

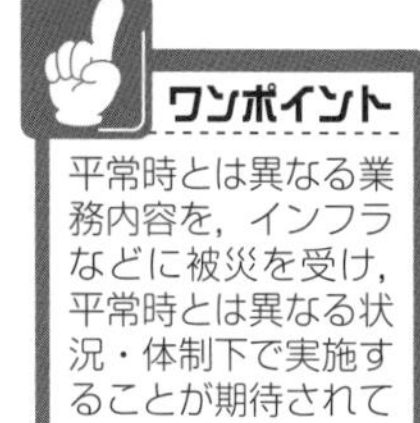

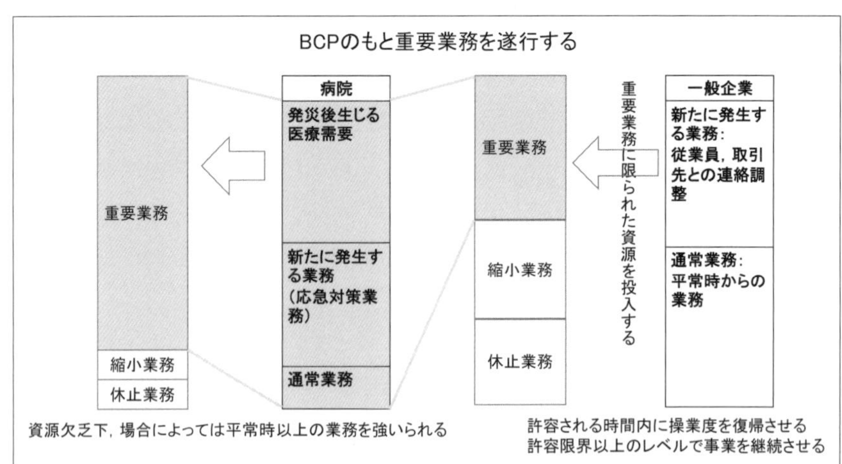

図1-14　発災時の重要業務：病院と一般企業の違い

ワンポイント

資源欠乏下，平常時以上の業務を行うには病院全体の管理が必要。

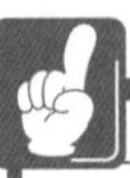

ワンポイント

このガイドラインはさまざまな地理的，文化的，経済的，人種的，政治的，社会的状況の考慮を可能にするすべてのタイプと大きさの組織に一般に適用される。

Word

IPOCM=incident preparedness and operation continuity management

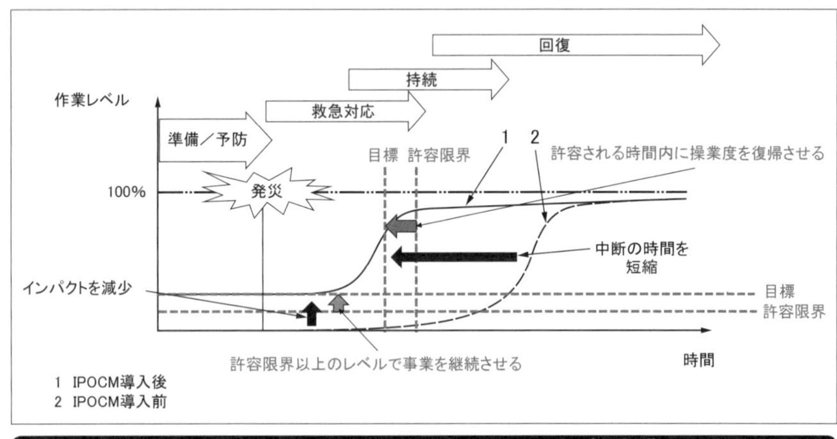

図1-15　BCM ISO/PAS 22399:2007　一般企業のBCP

[Societal security-Guideline for incident preparedness and operational continuity management (https://www.sis.se/api/document/preview/909330/) より改変のうえ引用]

1-7

Surge capacity

▶▶ 管理職の積極的な関与がなければsurge capacityの増加は不可能

著しい数の傷病者に対する診療能力をsurge capacityと呼ぶ。Surge capacityの増加には一般的には，①予定手術を制限する（移動する日の1週間前から始める予定手術の制限は手術室の容量の45%縮小ができる），②転入患者を制限する（内科的あるいは外科的医療を要する救急緊急患者の入院を減らす），③諸専門分野からなる退院チームを使う（占有されていた病床につき調整された8%の退院を増加させる）が言われている。

大きな病院では，勤務時間には手術室は手術で埋まっており，急に予定外に人工呼吸器がたった1台必要になっても見つけるのが困難である。2025年の厚生労働省による医療改革シナリオでは，恐らく，災害拠点病院≒高度急性期もしくは急性期病院であり，普段から高度急性期病床や一般急性期病床は稼働率が80%以上であり，surge capacityの増加は今以上に困難になると思われる。さらに大災害時には「最大多数に最良を」の観点から積極的治療や治療継続の断念を迫られる可能性もある。医師，しかも管理職の積極的な関与がなければsurge capacityの増加は不可能であり病院のBCP策定は困難である。BIAの上に立脚し各フェーズにおけるsurge capacityの増加を目指さなければBCPは本来の目的を達せない。

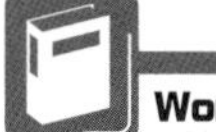

Word

2025年地域医療構想(https://www.mhlw.go.jp/file/04-Houdouhappyou-10904750-Kenkoukyoku-Gantaisakukenkoushinka/0000094397.pdf)

▶▶ Surge capacityの見積もりに必要な来院傷病者予測

Lynnによれば，多数傷病者を管理する10ヵ条として，

①エボラのアウトブレークでは同じ事象にたくさんの事業体が矛盾した戦略を立て不利益が生じたため，災害や多数傷病者発生事案（MCI）の計画や対応のための連邦当局は一つであるべき

②重篤患者の救命率の向上と現場の混乱期を減少させるため現場から病

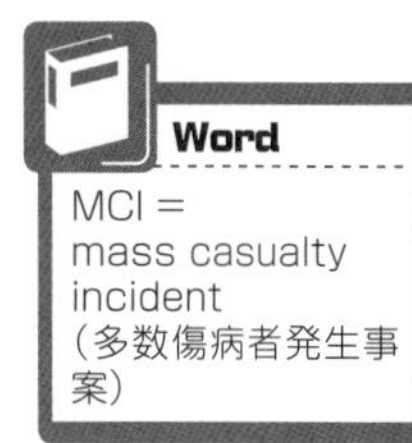

Word
MCI = mass casualty incident
（多数傷病者発生事案）

Word

all hazard approach (https://www.everbridge.com/blog/what-is-the-all-hazards-approach/)

院への迅速な搬送体制を確立

③“all hazard approach”は重要であるが，事案に特異な詳細な計画も必要であり，当初から大規模である多数傷病者発災後医療体制を迅速にとる

④Surge capacityを見積もる

⑤医療施設周囲に門を作ることなどの現実的な対応で病院での傷病者の洪水を防ぐ

⑥救急外来の外での迅速な身元確認とトリアージ

⑦多数の傷病者を同時に診療する多数傷病者対応の原理原則

⑧家族情報センターの設置

⑨テロでは現場での除染が好ましいが現実的ではないため病院での除染が必要。また，排水は一般下水に流出させ，雨水貯水槽には流出させない

⑩生きた研修の実施

を挙げている。この中のsurge capacityの見積もりには来院傷病者数の現実的な見込み想定が重要であり，従来のように何人来院するからそれに合わせて準備するという非現実的なものではなく，制限された医療資源下に何人の来院者まで診療可能かという現実に即した対応が望まれるため（図1-16），日ごろから地域防災計画に想定された病院周辺の人的被害想定を熟知しておくことが望ましい。

注意

Surge capacityの見積もりには，現実的な来院傷病者数の見積もりが必要。

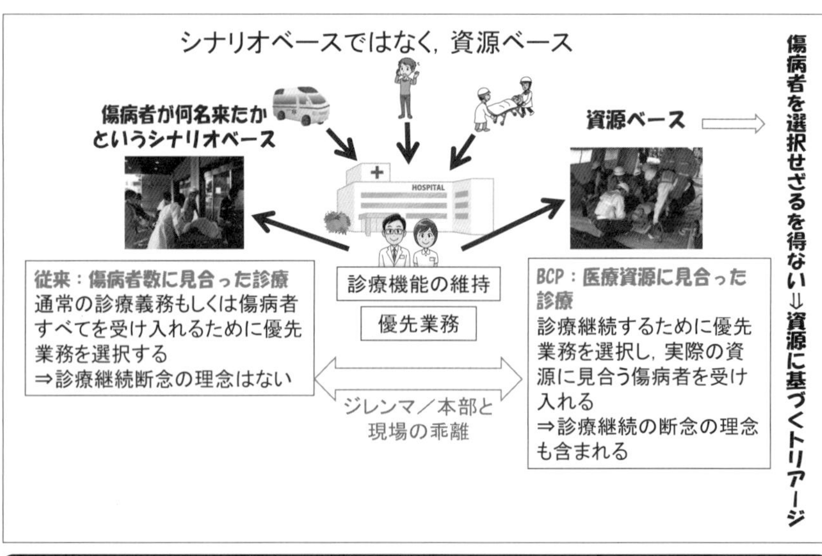

図1-16　BCPの概念：個々の診療より病院業務継続が優先

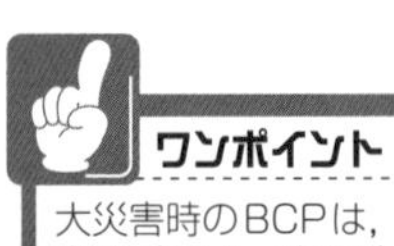

ワンポイント

大災害時のBCPは，資源がない，時間がない状況下のdecision makingという点ではTactical Combat Casualty Careと似ている。

▶▶ Surge capacityの現状

De Boerによれば病院の治療能力は病院のベッド数ではなく１時間に傷病者を診る能力であり，この能力は通常診療中においては100床に付き１時間当たり１名の傷病者であるとし，災害時にフルに稼働させ２～３名に増加させ得ると大雑把に見積もった。彼は直感や当て推量に基づく伝統的で曖昧なフレームから確固たる量的なデータに軸足をおいた災害計画に重点をおいていたが，驚くことに，この数値はより複雑なモデル作成で得られた最近の数値に非常に近いという。イスラエルでは1994～98年の自爆テロの第一波があり，政府の方針で全病院のベッド数の20%のsurge capacityを達成した。また，外傷患者の蘇生行為とCTが傷病者の診療の流れのボトルネックになっており，Sheba disaster planによる蘇生区域を即興で設置することやCT撮影の制限によりボトルネックが改善された。治療レベルと傷病者の負荷の関係では制限された病院資源と重傷者数は対立し，傷病者数の過度の増加による医療者への負担は重篤傷病者の治療の質に影響する（図1-17）。

しかし，surge capacityが多数傷病者対応には必須の概念であるにもかかわらず，標準的に認知された定義はなく，それを測る方法にも画一的な賛同がないのが現状であり認識が薄い。

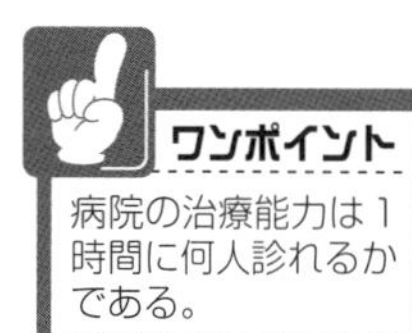

ワンポイント

病院の治療能力は１時間に何人診れるかである。

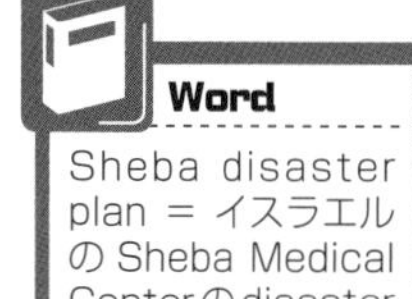

Word

Sheba disaster plan ＝ イスラエルのSheba Medical Centerのdisaster plan

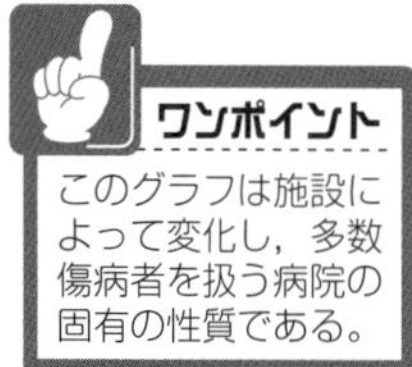

ワンポイント

このグラフは施設によって変化し，多数傷病者を扱う病院の固有の性質である。

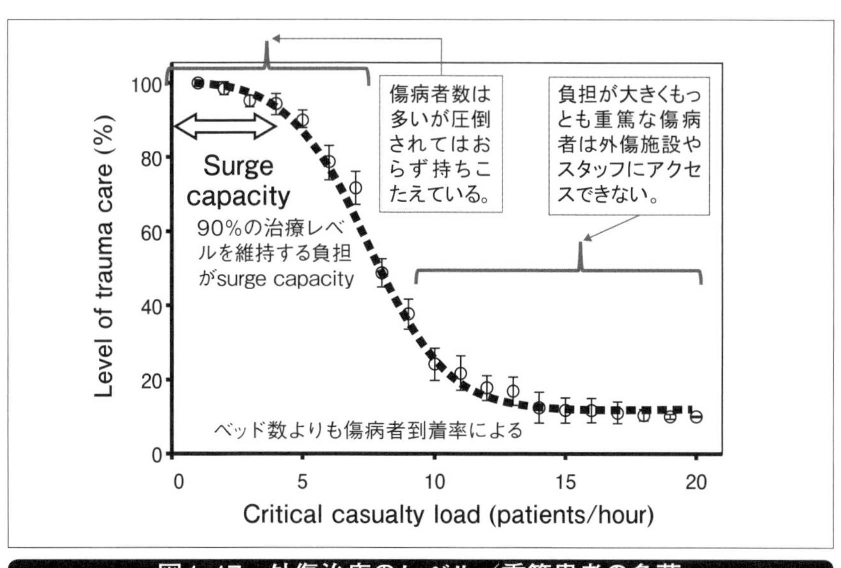

図1-17　外傷治療のレベル／重篤患者の負荷

［Hirshberg A, Mattox KL : Modeling and simulation in terror medicine. Essentials of Terror Medicine. Springer, New York, pp79-94, 2009より改変のうえ引用］

1-8 Surge capacityの検討と災害時の倫理

Surge capacityの4S

Surge capacityは人員・人材（staff），資器材・設備（stuff/supplies），建物・空間（structure/space），システム（system）の4Sから構成される。4Sが十分な状態は災害ではなく通常体制に戻れることを意味する（表1-7）。

当然のことながら，surge capacityは発災からの時間経過により変動するものであり検討分析するにはリアルタイムの4S表の策定が必要不可欠である。一例として発災から24時間後の4S表を提示する（表1-8）。

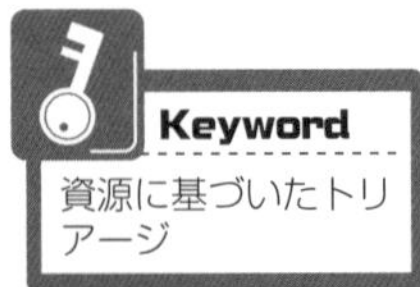

傷病者数と資源の兼ね合いから必要な治療をすべて受けられる場合と受けられない場合がある（図1-18）。特に大災害の場合は圧倒的な需要と供給の不均衡から重症度・緊急度に応じたトリアージではなく資源に基づいたトリアージを行わざるを得ない状況に陥る。これは「最大多

表1-7　Surge capacity構成要素

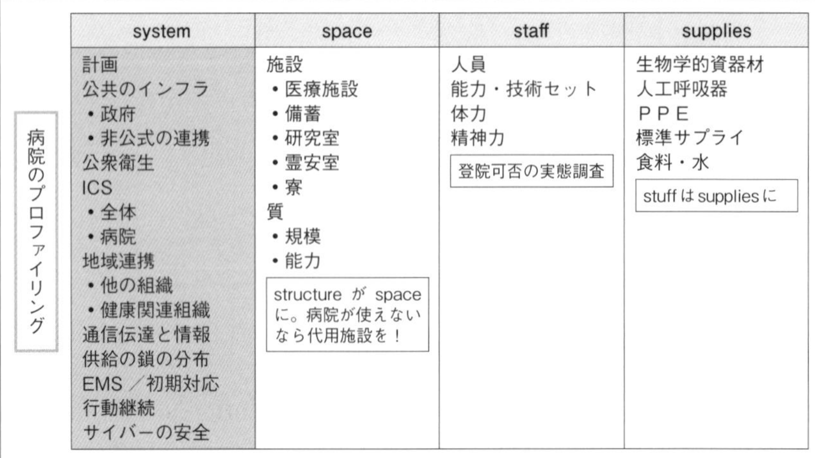

	system	space	staff	supplies
病院のプロファイリング	計画 公共のインフラ ・政府 ・非公式の連携 公衆衛生 ICS ・全体 ・病院 地域連携 ・他の組織 ・健康関連組織 通信伝達と情報 供給の鎖の分布 EMS／初期対応 行動継続 サイバーの安全	施設 ・医療施設 ・備蓄 ・研究室 ・霊安室 ・寮 質 ・規模 ・能力 structure が space に。病院が使えないなら代用施設を！	人員 能力・技術セット 体力 精神力 登院可否の実態調査	生物学的資器材 人工呼吸器 PPE 標準サプライ 食料・水 stuff は supplies に

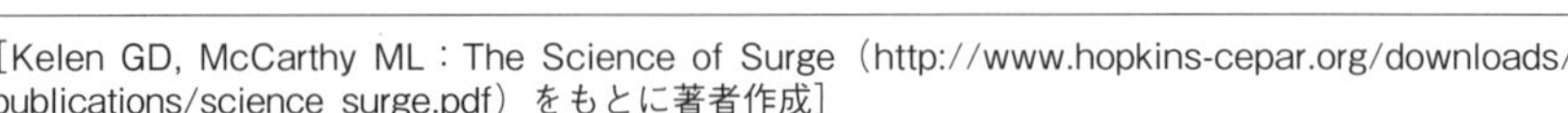
［Kelen GD, McCarthy ML：The Science of Surge（http://www.hopkins-cepar.org/downloads/publications/science_surge.pdf）をもとに著者作成］

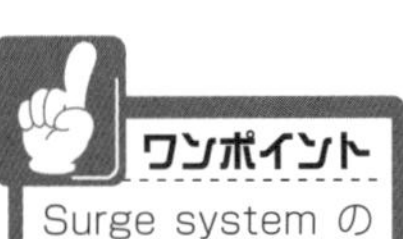

Surge system の4Sのいずれかが不十分になった時＝個人への最良から全体の最良に焦点を変える時期。4Sが十分になれば，通常体制に移行。

表1-8　発災から24時間後の4S表（例）

system	space	staff	supplies
（インフラ） • **電力** 非常用電源で平常時の6割 • **上水** 給水は停止，受水槽から供給，節水の必要あり • **ガス** 安全確認が終了していないため，使用停止状態 • **通信** ○固定電話，PHS，携帯電話は不通 ○防災行政無線，衛星通信は使用可能 • **交通** 道路通行制限中，鉄道運行停止 （ICS） • 都及び院内防災対策本部設置済 • 病院経営本部から被害状況確認あり • EMIS入力可 **（地域連携）** • 始動していない **（通信伝達・情報）** 地震による被害状況の情報は衛星通信インターネットで収集中（詳細情報不足）	（施設） • **医療施設** ○ER中心に傷病者対応中外来診療室は，揺れの影響で機器類，物品が散乱。片付けが追い付いていない ○病棟空床0 外来待合室を臨時の収容スペースに転用開始 • **霊安室** 空き無，遺体置場を隣接の看護学校に設置 （質） • **規模** 院外傷病者受入は外来スペースや会議室の転用で170名まで可能 • **能力** ○CT，MRI停止中，検査業務は緊急のみ対応中 ○電子カルテ，自動搬送設備停止中，院内LAN不通	• **人員** 医師で発災後参集できたものは救命救急医2名とシニアレジデント4名，外科系副院長のみ • **能力・技術セット** 透析回路30名分 • **体力** 多くの職員は前日当直時から休みなく従事しているため，疲労が高まっている。参集してきた職員も，疲労している者が多い。 高い士気が勤務継続を支えている • **精神力** ほとんどの職員は集中力を発揮して職務にあたっている。家族と連絡が取れない職員は動揺しており，重症小児患者受入時に涙を浮かべる者もいる	• **生物学的資器材** 輸血A型20単位と不足 FFP50単位 • **人工呼吸器** 2台使用可 • **PPE** 在庫有り • **標準サプライ** 消費量が多いが，ランニングストックで対応中 • **食料・水** 備蓄非常食で対応中 ○入院患者へは病棟備蓄の栄養補助食品等，水の配布で対応 ○発災時ER外来中の患者がまだ在院しており，非常食・水を1回配布 ○職員分は臨時職員休養室に運び入れており，職務の合間に飲食可能

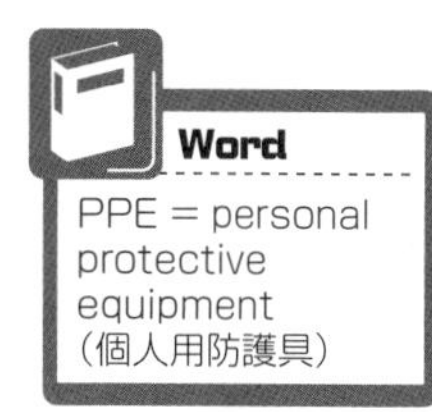

Word
PPE = personal protective equipment（個人用防護具）

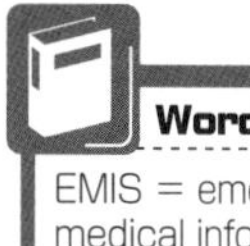

Word
EMIS = emergency medical information system（広域災害救急医療情報システム）

事故種別	目的	特徴	臨床的側面
救急	患者の必要性に応じたすべての資器材を投入して個人に最良を提供。	他の患者を考える必要なし。	同じ
多数傷病者発生事故	適切な治療・搬送のため、優先順位をつけ、罹患率・死亡率を減らすため必要な資源を提供される。	優先順位はあるが、患者は必要な治療のすべてを受けられる。	必要な治療のすべてを受けられる。 必要な治療のすべてを受けられない。
災害	適切な治療・搬送のため、優先順位をつけ、罹患率・死亡率を減らすため必要な資源を提供される。しかし、最良の予後を得るため、乏しい資源が有効に使用される。	優先順位をつけるが、生存の可能性が低い者は、治療・搬送の優先順位は低い。	同じ

治療に十分な資源がある → 重症度・緊急度に応じたトリアージ

治療に十分な資源がない → 資源に応じたトリアージ

図1-18　事故種別対応

［Kahn CA, Lerner EB, Cone DC : Triage. Koenig and Schultz's disaster Medicine, Cambridge University Press, Cambridge, pp174-194, 2010より改変のうえ引用］

数に最良を」という災害時の金言に当たるが，現実には「ある傷病者たちが他の状況下では生存し得たかもしれないにもかかわらず，より多くのその他の傷病者の利益のために犠牲になること」を許容していることになり，医学倫理的な問題を含んでいる。このことに関して多くの災害関係者は語らないが，災害時の倫理は平常時からしっかり議論しておくことが必要である。災害時だから何でも許されるのではなく，きちんと説明責任を果たせるよう心掛けておくべきである。

▶▶▶ 慣例トリアージと倫理の問題

慣例トリアージは，災害現場に到着した救助者により，限られた時間，通常は瞬間的あるいは数時間あるいは数日のフレーム内で行われ困難な作業ではあるがその倫理的問題は問われては来なかった。この慣例的なトリアージの形式を“transvertical triage”と呼ぶ。このトリアージ概念が他の管理領域にも波及し，概念はさらに複雑となった。例として，「限られた水の分配に関して一部の人達に生きるための最低量の水を分配しその他の人達は死亡するか飢えるか，1ℓ（必要量以下）の水を平等に全員に配り全員が死ぬか」を選ぶ。同じことが「食べ物，救護所，その他」にも言えるし，また，「難破した人達が小さな船に取り残された時」などが挙げられる。この選択形式を“longitudinal triage”と呼ぶ。将来の利益のためにその時点で全犠牲者の中から数人を選ぶことを意味し，救助者の肩に重責を背負わせる一方，非倫理的であるにもかかわらずその決定を認容せざるを得ない。社会は時代の変遷とともに“longitudinal triage”の概念を“transvertical triage”と同等に受け入れるようになってきた。「最大多数に最良を」という言葉を用いるときには「倫理とは人間の権利における自然法でも固有のものでもなく，そのような決定が倫理的にどのように正しいと思うかという文化に敏感な人間的介入である」ということを心に刻まないと災害後に不要な争いに巻き込まれる可能性がある。

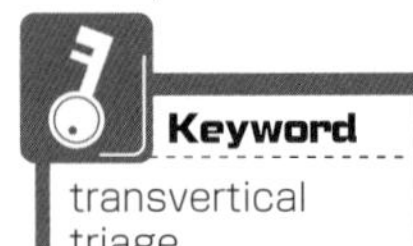

Column

「倫理観」あるいは「倫理感」

2018年も1月白根山噴火，4月島根県西部地震，6月大阪北部地震，6月から7月に西日本を襲った7月豪雨，9月に立て続いた非常に強い台風21号・24号，9月の北海道胆振東部地震と大きな被害を出した自然災害を挙げただけでも枚挙に暇がなく,「災害は忘れたころにやってくる」ではなく，「災害は忘れさせないためにやってくる」が現実のものになってきている。

災害が身近なものにならざるを得なくなった一方，対応すべき災害医療関係者の中から「一人でも多くの命を救う」という標語に近い言葉が発せられることが多くなってきた。この言葉は災害医療に限らず重要であるが，基本概念が救急医療と災害医療では異なっている。救急医療では，「救えるはずの命を救う，すなわち，防ぎ得た死亡（preventable death）を減らす」を意味し，災害医療では，究極には「救える命を救う，すなわち，救える命しか救えない」を意味している。

現場対応者は目前の傷病者への医学的対応に終始するがBCP担当者すなわち病院の管理者はその目的である「職員を守る」に従い傷病者よりも現場対応者への対応に終始するため，現場対応者とBCP担当者の間にジレンマが生じる。傷病者数と医療資源の均衡関係が刻々と変化していく災害時には，医療職，特に幹部は，この「一人でも多くの命を救う」という概念が救急医療から災害医療に推移するとともに変化すること，すなわち，究極的には「命の選択」が求められてしまう厳しい現実を忘れてはいけない。BCPの本質論は現場の対応手順をそのまま継続し医療需要と供給のバランスが壊れ業務継続が成り立たなくなることを防ぐためであり，そのジレンマがあっても原則的には業務継続の観点から「患者を選択せざるを得ない」場合の選択の際には指揮命令権者に従うべきである。

確かにこの選択には倫理的な問題が生じると考えられる。災害時のトリアージは「最大多数に最良を」という目的のためということは周知であり，ほとんどの人が倫理的に疑問を感じていない。しかし，この言葉は前述のように傷病者の重症度ではなく資源に基づいた選択を示唆しているため医学倫理から大きく外れていると考えられる。当然のことながら，「命の選択」には医学倫理の問題が付きまとう。わが国では災害時の医学倫理を説く災害医療の専門家は私が知る限りでは見当たらない。普段の救急医療とは異なり，災害時の「医療資源に軸足をおいた命の選択」は，善行（beneficence），非悪行（non-maleficence），自主性尊重（respect for autonomy），正当性（justice）という生命倫理の4原則に照らし合わせた場合，生命倫理に反する行為とも考えられる。

リスボン宣言（図1-19），日本医師会・日本看護協会（図1-20）では患者の権利を提言しており，いずれもその中で「供給を限られた特定の治療に関して，それを必要とする患者間で選定を行わなければならない場合は，そのような患者はすべて治療を受けるための公平な選択手続きを受ける権利がある。その選択は，医学的基準に基づき，かつ差別なく行われなければ

Column

1981年9月/10月，ポルトガル，リスボンにおける第34回WMA総会で採択
1995年9月，インドネシア，バリ島における第47回WMA総会で修正
2005年10月，チリ，サンティアゴにおける第171回WMA理事会で編集上修正

1. 良質の医療を受ける権利
   a. すべての人は，差別なしに適切な医療を受ける権利を有する。
   b. すべての患者は，いかなる外部干渉も受けずに自由に臨床上および倫理上の判断を行うことを認識している医師から治療を受ける権利を有する。
   c. 患者は，常にその最善の利益に即して治療を受けるものとする。患者が受ける治療は，一般的に受け入れられた医学的原則に沿って行われるものとする。
   d. 質の保証は，常に医療のひとつの要素でなければならない。特に医師は，医療の質の擁護者たる責任を担うべきである。
   e. 供給を限られた特定の治療に関して，それを必要とする患者間で選定を行わなければならない場合は，そのような患者はすべて治療を受けるための公平な選択手続きを受ける権利がある。その選択は，医学的基準に基づき，かつ差別なく行われなければならない。
   f. 患者は，医療を継続して受ける権利を有する。医師は，医学的に必要とされる治療を行うにあたり，同じ患者の治療にあたっている他の医療提供者と協力する責務を有する。医師は，現在と異なる治療を行うために患者に対して適切な援助と十分な機会を与えることができないならば，今までの治療が医学的に引き続き必要とされる限り，患者の治療を中断してはならない。

図1-19　患者の権利に関するリスボン宣言の一部抜粋

[http://dl.med.or.jp/dl-med/wma/lisbon_j.pdf]

日本医師会HP：患者の権利に関するWMAリスボン宣言1．良質の医療を受ける権利

a. すべての人は，差別なしに適切な医療を受ける権利を有する。
b. すべての患者は，いかなる外部干渉も受けずに自由に臨床上および倫理上の判断を行うことを認識している医師から治療を受ける権利を有する。
c. 患者は，常にその最善の利益に即して治療を受けるものとする。患者が受ける治療は，一般的に受け入れられた医学的原則に沿って行われるものとする。
d. 質の保証は，常に医療のひとつの要素でなければならない。特に医師は，医療の質の擁護者たる責任を担うべきである。
e. 供給を限られた特定の治療に関して，それを必要とする患者間で選定を行わなければならない場合は，そのような患者はすべて治療を受けるための公平な選択手続きを受ける権利がある。その選択は，医学的基準に基づき，かつ差別なく行われなければならない。
f. 患者は，医療を継続して受ける権利を有する。医師は，医学的に必要とされる治療を行うにあたり，同じ患者の治療にあたっている他の医療提供者と協力する責務を有する。医師は，現在と異なる治療を行うために患者に対して適切な援助と十分な機会を与えることができないならば，今までの治療が医学的に引き続き必要とされる限り，患者の治療を中断してはならない。

（日本看護協会も日本医師会のものを引用）

図1-20　日本医師会・日本看護協会

[http://www.med.or.jp/wma/lisbon.html]

ならない」と述べている。

これらの患者権利章典を基に一般には「治療は平等に受けられる」と信じられているが，よく読み込むと患者の権利とは「平等に治療を受けられる権利」ではなく「治療を受けるための

Column

公平な手続きを受ける権利」であり，公平な手続きの結果治療を受けられない可能性を暗に示している。HalpernとLarkinの言葉「Healthcare does not have to be equally distributed ; it has to be equitably distributed, with each victim receiving care according to medical needs（医療需要に従って治療を受けている犠牲者では医療ケアは平等よりも公正（公平）に分配されるべき）」から思うに，災害時の倫理は，「平等ではなく公平／公正」という言葉がキーワードと思われる。

多くの関連学会を見渡しても災害時の医学倫理に対する提言は多くはない。世界災害救急医学会（World Association for Disaster and Emergency Medicine：WADEM）では「トリアージ」について，「たとえ，他の状況下では救命できたであろう一人の犠牲者が多数の利益のために犠牲になったとしても，乏しい資源は多数の最大の利益を提供するために使われたと許容できるが，この概念がその他の対応に拡大した時には容認しがたい」と述べている。トリアージの目的である「最大多数に最良を」の概念を肯定している一方で災害時以外のトリアージの使用を戒めている。

また，世界医師会（World Medical Association：WMA）によれば，有効な資源を超えてしまう状況の傷病者は，「救急治療対象外：beyond emergency care」と分類し，医師は「救急治療対象外」の個人の治療に固執しないことが倫理的であると述べている。一方，医師は憐れみを持ち個人の尊厳を尊重し「救急治療対象外」の個人に対しては，その他の傷病者と分け適切な除痛や鎮静剤を投与すべきと述べている。1995年1月に発生した阪神淡路大震災の淡路島の病院対応を記録したビデオには著しい数の来院傷病者の治療のため心肺停止患者の蘇生継続の積極的断念が記録されている。surge capacityの増加には一般的に予定手術を制限する，転入患者を制限する，諸専門チームからなる退院促進チームを作り退院を促進することが考えられるが，多数の患者が殺到するような状況下では救命困難な傷病者の治療の断念も必要になる場合がある。前述の生命倫理の４原則に照らし合わせ生命倫理に反する行為と思われる場合には最低限説明責任を果たすべきと考えられる。

前述のように水資源が不足した際，全員ではなく一部の人達のみの生命維持のために最低限提供し，その他の人達は渇きで死亡することを選択するのか，あるいは，１ℓの水（生命維持量よりも少量）を全員に配布し，その後全員が死亡する選択をするのか，という例を挙げ，倫理とは，自然法ではなく，いかにあるいは何が倫理的に正しいか，という人為的な介入であると指摘しているように絶対的な倫理は存在しないことを災害関係者は特に知るべきである。

災害時には，医学倫理（medical ethics）よりも公衆衛生の倫理（public health ethics）が関与し，個人の権利と全体（集合）の権利の間で均衡をとる二重忠誠（double royalty）が最大のジレンマになると言われている。「倫理とは白黒の決着がつくことではない」「倫理はフリーサイズではない」という意見もあり，倫理が常に普遍的でないとすれば，災害時の医学倫理は「倫理観」ではなく，「倫理感」として，扱わざるを得ないもののような気がする。

ワンポイント
平等ではなく公平／公正。

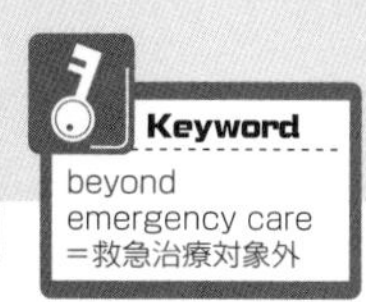
Keyword
beyond emergency care＝救急治療対象外

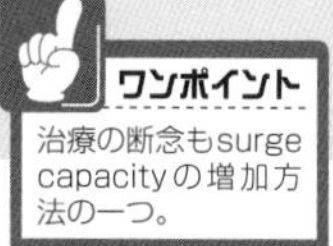

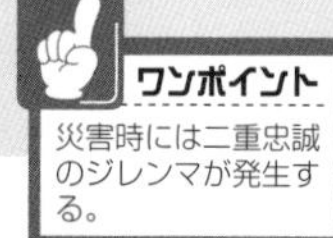
ワンポイント
災害時には二重忠誠のジレンマが発生する。

Keyword
倫理はフリーサイズではない

第2章

BCP策定のポイントと病院のライフライン

2-1 BCPの定義と策定の基本ステップ

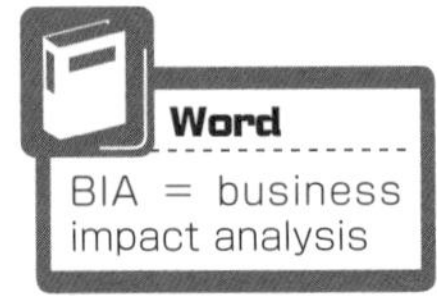

計画策定と業務継続

病院のBCPとは別の言葉で言い換えると，医療活動の内容を時系列で，リアルタイムで使える資源を把握して（BIA），著しい人数の傷病者に対応する（surge capacity）ことである。そのため，傷病者の重症度によるトリアージではなく，資源に基づいたトリアージを行うことが重要となる。また，状況によっては業務を中断する可能性も考慮しておくことが重要である。

BCPは計画策定と業務継続によって構成される。地震の被害を想定，必要資源の現状を把握，発災直後から復旧までの医療需要に応じどのように対応すべきか考慮するのがBIAの重要な部分であり，業務継続のための執行体制作り，業務継続上の課題，業務継続計画の推進に向けた取り組みがBCMにとって重要な項目となる。

地震と被害の想定の基本

最良の結果を得るために，最悪の想定をする。

災害では，最大の被害が出る地震を想定し，かつ，病院にとっても管理職が不在，職員数が不足しているなど厳しい条件下を想定する。

病院では，以下のような厳しい状況下における想定のもと被害状況を検討する。

ステップ①　病院周辺地域のライフライン調査（ハザードマップの作製）（図2-1）

▼

ステップ②　病院のライフライン調査

▼

ステップ③　来院傷病者数を予測

▼

ステップ④　来院重傷者の外因内訳を推測

▼

ステップ⑤　人的資源を検討

▼

ステップ⑥　１日の通常来院数（救急含）と来院予測傷病者数を推測

▼

ステップ⑦　優先業務表の作成

▶▶▶平常時におけるBCP策定の流れ

ステップ① 病院周辺地域のライフライン調査（ハザードマップの作製）

都道府県の地域防災計画の被害想定を参考に，院周辺地域のハザードマップを作製する。実際には，次ページ上のような表2-1の空欄部分を埋めることにより，周辺の病院の状況が把握できる。

ワンポイント

市区町村についても，それぞれで地域防災計画が定められ，インターネット等で公表されている。

ステップ② 病院のライフライン調査

地域防災計画の被害想定から病院周辺地域の各ライフラインの被害状況を把握する（図2-2）。最終的に病院のライフラインの一覧表を作っておく（図2-3，2-4）。

ステップ③ 急性期来院傷病者数の予測

二重波効果と地理効果に基づいて病院から徒歩60分圏内（約5㎞：図2-5）の人的被害状況を地域防災計画から調べる（表2-2）。なお，東京都の地域防災計画には交通事故関連の人的被害想定は記載されていない(表2-3)。交通網の発達により犠牲者の搬送のみならず，交通事故・事故死が増加することが予測される。1994年カリフォルニア州のノー

Word

二重波効果 ＝ まず，発災後15～30分の間に歩行可能な者や軽症傷病者が波のように来院。その後30～60分の間に重症者・中等症者の来院の波がくること。

地理効果 ＝ 傷病者は最も近い医療施設を受診することを意味している。

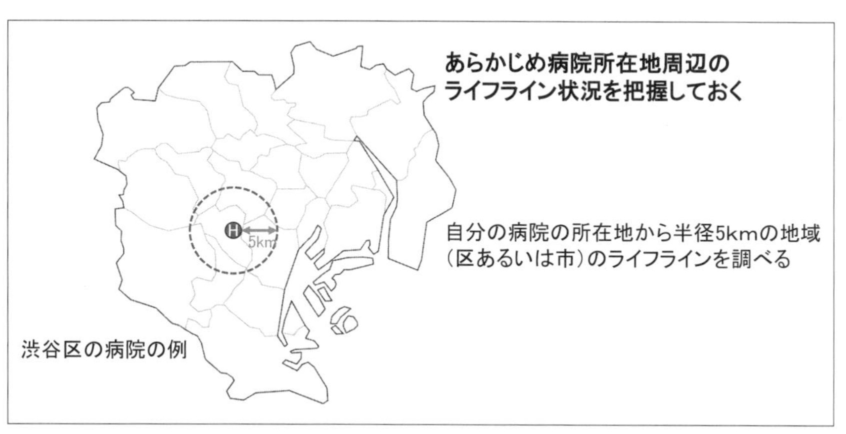
あらかじめ病院所在地周辺の
ライフライン状況を把握しておく
5km
自分の病院の所在地から半径5kmの地域
（区あるいは市）のライフラインを調べる
渋谷区の病院の例

図2-1　病院周辺のライフライン調査

ワンポイント

地域防災計画の被害想定からデータを拾うが，人的被害が最大になる地震の際の被害想定を使用する。

表2-1　病院周辺のライフライン被害状況

下の表の空欄を埋めてください

単位：%

	電力 (停電率)	通信 (不通率)	ガス (供給停止率)	上水道 (断水率)	下水道 (管きょ被害率)
(　　　)					
(　　　)					
(　　　)					
(　　　)					
(　　　)					
(　　　)					
(　　　)					
(　　　)					
(　　　)					

ワンポイント

地域のライフラインの脆弱性から病院のライフライン整備の優先順位が見えてくる。
また、周辺の医療機関の状況が見えてくる。

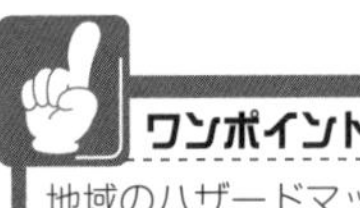

ワンポイント

地域のハザードマップを把握した上で病院のライフラインの優先順位などを検討する。
周辺の病院の立地状況も把握できる。

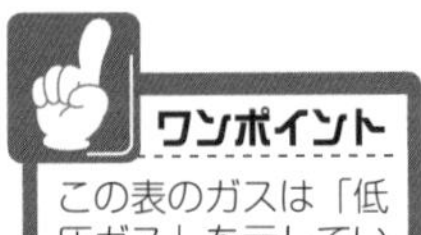

ワンポイント

この表のガスは「低圧ガス」を示している。

東京湾北部地震時(M7.3冬18時風速8m/s)の渋谷区の病院周辺のライフライン被害例

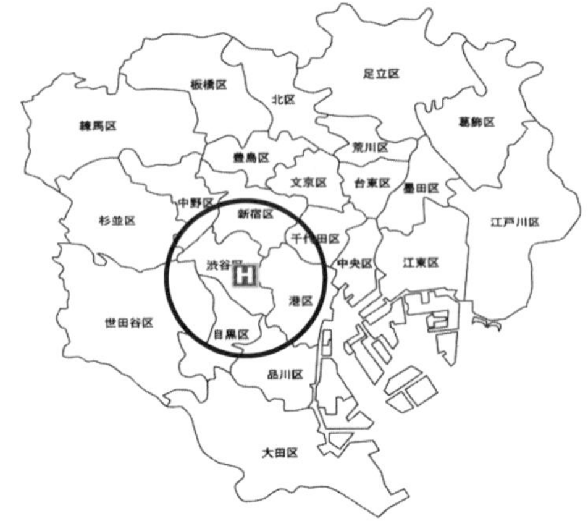

単位：%

	電力 (停電率)	通信 (不通率)	ガス (供給停止率)	上水道 (断水率)	下水道 (管きょ被害率)
渋谷区	27.9	11.0	20.2～100	37.8	31.1
目黒区	26.4	18.4	0～100	40.1	30.3
世田谷区	19.4	12.7	1.2～100	30.8	24.7
品川区	47.4	35.0	16.1～100	46.2	28.7
港区	23.4	1.9	77.5～100	44.5	28.0
千代田区	31.5	1.3	83.1～100	52.0	28.8
新宿区	20.5	4.6	74.3～100	34.3	28.0
中野区	17.7	10.6	40.1～100	24.8	28.1
杉並区	25.2	19.7	46.3～99.8	24.9	26.0

図2-2　地域のライフライン被害の具体例

電気・都市ガス・水道

種別	項目	サブ項目	記入欄						単位
電気	受電方式								
	受電電圧								KV
	契約電力								KW
	前年度の最大需要電力(8月が有力)								KW
	最大需要電力を記録した日時			月		日		時	
	【非常発電機】								
	非常用発電機の台数と容量は？								台
									KVA
	非常用発電機の設置場所は？								
	河川等の氾濫時に浸水の可能性は高いか？								
	【無停電電源装置】								
	無停電電源装置(CVCF)の台数と容量は？								台
									KVA
都市ガス	ガスの種類								
	中圧使用の場合，使用用途は？								
水道	取引メーター口径	直径							mm
	水槽容量(有効容量)合計	受水槽:飲料水槽							m^3
		受水槽:雑用水槽							m^3
		高　置:飲料水槽							m^3
		高　置:雑用水槽							m^3
	前年度使用量　　＊前年の最大使用月	飲料水							m^3
		雑用水							m^3
	工業用水(汚水再生水等)を使用していますか？								
	飲料外の水を飲料水にするろ過設備の有無は？								
	有の場合は，処理能力(L／時)は？								L／時

燃料・医療ガス

種別	項目	サブ項目	記入欄				単位
燃料	【非常用発電機】						
	燃料の種類は？						
	主タンク容量(有効容量)						L
	実発電を行ったことがあるか？						
	上記で「はい」の場合，何分間運転したか？						分間
	上記で「はい」の場合，燃料使用量は？						L
	設計上の燃費は？						KW/L
	【ボイラー】						
	主燃料の種類は？						
	補助燃料の種類は？						
	補助燃料の主タンク容量						L
	【ガス吸収式冷温水機】						
	補助燃料の種類は？						
医療ガス	【酸素】						
	液体酸素タンク(CEタンク)の容量は？						トン
	前年度の1ヵ月平均使用量は？						m^3
	予備酸素ボンベの備蓄量は？	ボンベ何ℓ，何本？		ℓ		本	
	定期充填日は？						
	【空気】						
	空気圧縮機の製造年						年
	保守点検委託会社名						
	【吸引】						
	吸引装置の製造年						
	保守点検委託会社名						
	【笑気】						
	笑気ガスの最大備蓄量は？			ℓ		本	

図2-3　周辺の状況を把握した上で，病院のライフラインを評価する

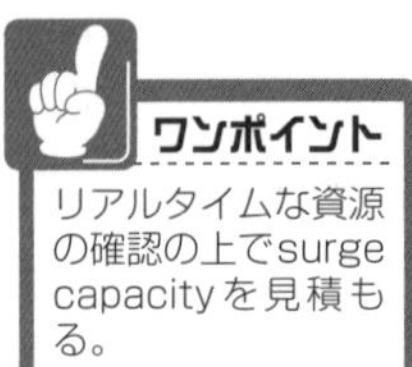

ワンポイント

リアルタイムな資源の確認の上でsurge capacityを見積もる。

		（　　　　　）病院
ライフライン	水道	
	電気	
	通信	
	ガス	
人的被害	死者	
	負傷者	
地域危険度	倒壊危険度	
	火災危険度	
	総合危険度	
医療機器使用状況	CT	
	MRI	
	X線撮影装置	
	透析機器	
	一般検査機器	
	血液検査機器	
情報システム稼働状況	医事会計オーダリング	
	診療券発行機	
	待合表示	
	診療録・電子カルテ	
	内視鏡	
	放射線科業務	
	栄養管理	
	生理検査	
	薬剤調剤	

病院のハード面のプロファイリングをした上で，何人収容可能か（Surge capacity）の把握

図2-4　プロファイリング：病院の被害状況を完成させる

ワンポイント

二重波効果と地理効果により急性期来院傷病者は病院を中心として60分圏内，80m/1分間＝4.8km/60分として半径5km圏内から来院すると仮定する。

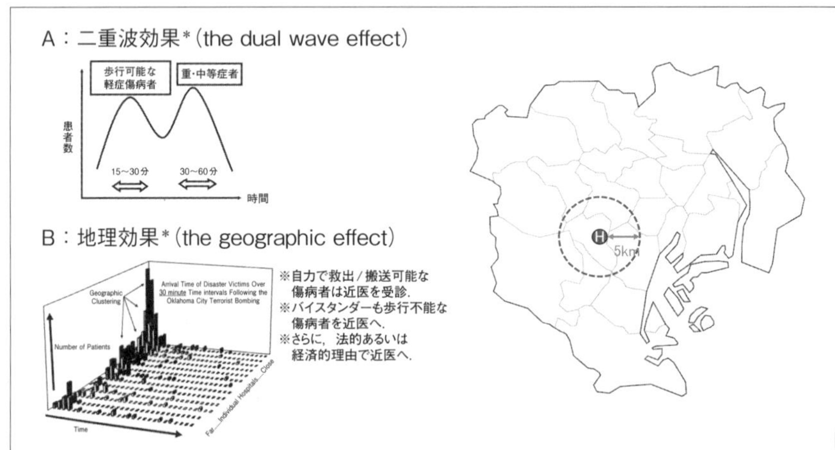

図2-5　来院傷病者数予測

［Hogan DE, et al.：Basic physics of disaster. Disaster Medicine, Lippincott Williams & Wilkins, Philadelphia, pp3-9, 2002より改変のうえ引用］

表2-2 傷病者来院数予測

広尾病院周囲半径5km圏内			A区	B区	C区	D区	E区	F区	G区	H区	I区	計
想定地震	震源											
	規模		M.									
	震源の深さ		約 ～ km									
	時期及び時刻		冬の夕方 時									
	風速		m/秒									
人的被害	死者	計										
	負傷者（下段:うち重傷者）	計（下段:うち重傷者）										
		ゆれ液状化による建物被害										
		屋内収容物の移動・転倒										
		急傾斜地崩壊										
		火災										
		ブロック塀										
		落下物										
		交通被害	−	−	−	−	−	−	−	−	−	−
			−	−	−	−	−	−	−	−	−	−

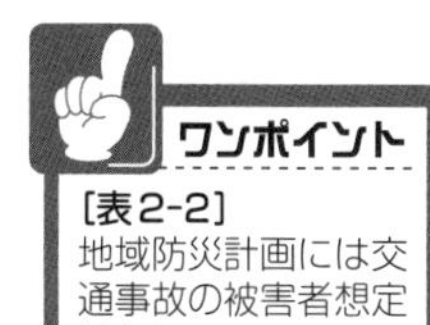

〔表2-2〕
地域防災計画には交通事故の被害者想定はない。

記載例

〔表2-3〕
東京湾北部地震（M7.3）を想定した東京都渋谷区の病院の例

表2-3 渋谷区の病院周辺の人的被害予測

周囲半径5km圏内			渋谷区	目黒区	世田谷区	品川区	港区	千代田区	新宿区	中野区	杉並区	計
想定地震	震源		東京湾									
	規模		M7.3									
	震源の深さ		約30～50km									
	時期及び時刻		冬の夕方18時									
	風速		8m/秒									
人的被害	死者	計	253	332	655	779	200	273	293	214	556	3,555
	負傷者（下段:うち重傷者）	計（下段:うち重傷者）	5,006	3,195	7,449	8,016	9,127	10,364	6,792	2,415	4,849	57,213
			690	576	1,366	1,376	1,162	1,355	887	356	895	8,663
		ゆれ液状化による建物被害	4,444	2,041	4,637	5,642	9,008	10,333	6,479	1,786	2,701	47,071
			522	240	489	1,376	1,121	1,347	794	175	269	6,333
		屋内収容物の移動・転倒	265	129	321	270	524	525	372	64	197	2,667
			58	28	70	59	114	114	81	15	43	582
		急傾斜地崩壊	2	2	4	6	16	1	9	2	0	42
			1	1	2	3	8	1	5	1	0	22
		火災	417	1,016	1,857	2,337	53	20	258	576	1,869	8,403
			117	283	518	652	15	6	72	161	522	2,346
		ブロック塀	126	131	899	28	42	2	41	48	265	1,582
			49	51	518	11	16	1	16	19	104	785
		落下物	17	6	52	3	8	9	5	3	13	116
			2	1	6	0	1	1	1	0	1	13
		交通被害	−	−	−	−	−	−	−	−	−	−
			−	−	−	−	−	−	−	−	−	−

表2-4　受入傷病者数の求め方

区	死亡者数	傷病者数	重傷者数	災害拠点病院	二次救急医療機関数	救急医療機関数
A区						
B区						
C区						
D区						
E区						
F区						
G区						
H区						
I区						
計						

重傷者がすべて災害拠点病院に搬送されると仮定して,
　重傷傷病者数(　　名)÷災害拠点病院数(　　)=(　　)名
　重傷以外(　　名)(傷病者数(　　名)−重傷者数(　　名)
二次救急医療機関に全員が搬送されると仮定すれば
　重傷以外(　　名)÷二次救急医療機関数(　　)=(　　)名
が二次救急医療機関に搬送される

表2-5　来院傷病者予測数と近隣の災害拠点病院・救急医療機関数

記載例
東京湾北部地震（M7.3）を想定した東京都渋谷区の病院の例

区	死亡者数	傷病者数	重傷者数	災害拠点病院	二次救急医療機関数	救急医療機関数
渋谷区	253	5,006	690	2	7	8
世田谷区	655	7,449	1,366	3	11	14
目黒区	332	3,195	576	1	9	10
品川区	779	8,016	1,376	2	4	5
港区	200	9,127	1,162	3	5	8
千代田区	273	10,364	1,355	1	4	4
新宿区	293	6,792	887	6	10	12
中野区	214	2,415	356	3	5	7
杉並区	556	4,849	895	1	7	8
計	3,555	57,213	8,663	22	62	76

- 重傷者がすべて災害拠点病院に搬送されると仮定して
  重傷8,663÷22=**394**
  重傷以外48,550名(57,213−8,663)について
  　二次救急医療機関に全員が搬送されると仮定すれば
  　48,550÷62=**783**名
  が二次救急医療機関に搬送される
- 重傷患者の傷病内容は予測あるいは推測できないか？=阪神・淡路大震災の資料

スリッジ地震では，致死的損傷の15%が交通事故だったという報告がある。

周辺の人的被害状況が把握できたら，受入傷病者数を予測する（表2-4）。受入傷病者数の考え方は，重傷者はその地域の災害拠点病院，それ以外は指定二次救急医療機関に搬入されると仮定し，周辺の災害拠点病院と指定二次救急医療機関の数を調査し，表を完成させる（表2-5）。

災害拠点病院かつ指定二次救急医療機関であれば，両者を合わせた数が来院傷病者数と仮定する（表2-5）。

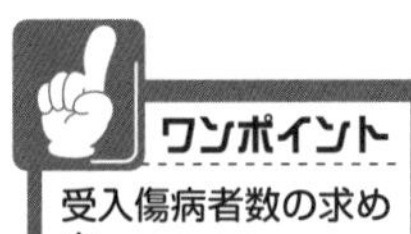

受入傷病者数の求め方
災害拠点病院の場合
（重傷者数）÷（災害拠点病院数）=

指定二次救急医療機関の場合
（傷病者数－重傷者数）÷（指定二次救急医療機関）=

表2-6　来院重傷者外因内訳

重傷者：394名		
クラッシュ症候群：54名		
頭部外傷：42名	頭蓋内損傷（+）：8名	脳挫傷：2名
		外傷性くも膜下出血：1名
		外傷性脳内血腫：0名
		硬膜下血腫：1名
		硬膜外血腫：0名
	頭蓋内損傷（−）：37名	頭蓋骨・顔面骨骨折：4名
		眼外傷：4名
		頭部・顔面軟部組織損傷：28名
胸部外傷：22名	胸腔内出血（+）：9名	肺挫傷：1名
		外傷性気胸：1名
		血胸：7名
		心挫傷：0名
		胸部大血管損傷：0名
		横隔膜損傷：0名
	胸腔内出血（−）：13名	肋骨骨折：12名
		胸骨骨折：0名
		胸部軟部組織損傷：0名
		その他：0名
腹部・体幹外傷：41名	腹腔内出血（+）：5名	実質臓器損傷：4名
		管腔臓器損傷：1名
	腹腔内出血（−）：36名	腹部・体幹軟部組織損傷：36名
骨盤・後腹膜外傷：46名		骨盤骨折：44名
		腎損傷：1名
		膀胱損傷：0名
		その他の後腹膜損傷：1名
四肢外傷：107名	上肢：33名	上肢の骨折・脱臼：22名
		上肢の神経損傷：3名
		上肢の軟部組織損傷：9名
	下肢：74名	下肢の骨折・脱臼：46名
		下肢の神経損傷：3名
		下肢の軟部組織損傷：24名
脊柱外傷：54名	脊髄損傷（+）：4名	頸髄損傷：1名
		胸髄損傷：2名
		腰髄損傷：1名
	脊髄損傷（−）：50名	頸椎骨折：2名
		胸椎骨折：15名
		腰椎骨折：31名
		その他の脊椎損傷：2名
熱傷：6名		10%以下の熱傷：3名
		10～20%の熱傷：1名
		20～30%の熱傷：1名
		30以上のの熱傷：1名
その他：22名		中毒：2名
		外傷性窒息：1名
		溺水：0名
		電撃症：0名
		部位不明の軟部組織損傷：2名
		詳細不明の外傷：16名

阪神淡路大震災で入院した6,107例中，集中治療を有した割合

	頻度(%)
クラッシュ症候群	70.4
他の外因	12.8
疾病	9.5
計	14.5

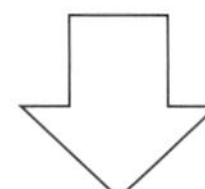

この割合から自院における集中治療数を予測する

	予測数
クラッシュ症候群	38
他の外因	44

記載例

東京湾北部地震（M7.3）を想定した東京都渋谷区の病院の例

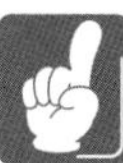

ワンポイント

災害時の集中治療を要する傷病者数の求め方

クラッシュ症候群数×0.704＝クラッシュ症候群の集中治療必要数

その他の外因×0.128＝その他の外因の集中治療必要数

疾病×0.095＝疾病の集中治療必要数

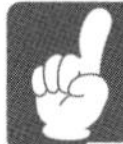

ワンポイント

左の予測数に基づいて，

集中治療室のベッド数

人工呼吸器数

透析器数

スタッフ数

などを準備する。

表2-7　職員参集状況（人員：各医療職がいつ登院できるか）

	職員数(名)	1時間以内(～2km)	3時間以内(～6km)	24時間以内(～20km)	72時間以内(20km～)
医師居住地					
看護師居住地					
放射線科技師居住地					
薬剤師居住地					
検査技師居住地					
臨床工学士居住地					
リハ科居住地					
栄養科居住地					
事務職居住地					
歯科口腔外科医師居住地					

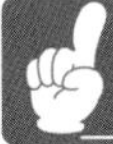

ワンポイント

①あらかじめ職員の参集ルールを決めてあるか？（例えば自主参集ルール）。

②病院群では，職種や診療科ごとに，人員の偏りを病院間で調整する必要がある（勤務先の病院に登院するか，最寄りの病院に登院するか）。

ステップ④　来院重傷者の傷病内容を推測

地震の被害が大きかった阪神・淡路大震災の傷病内容のデータを利用し，各外因の傷病者数を予測する。さらに，クラッシュ症候群，その他の外因の集中治療必要割合を利用し，集中治療を要すると思われる傷病者を予測する（表2-6）。

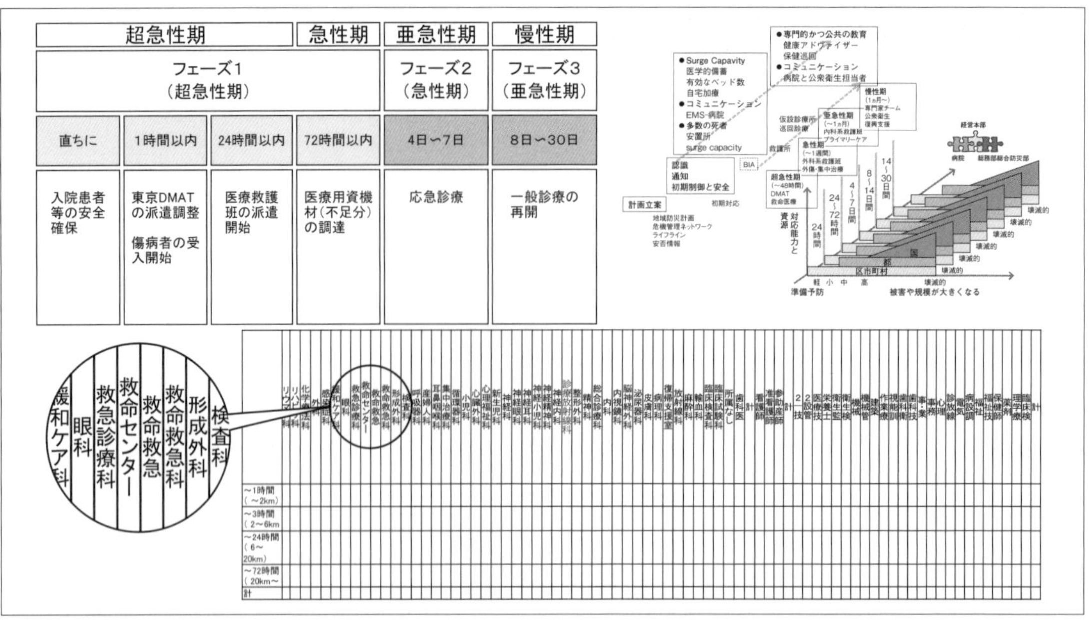

図2-6 スタッフ（医師の専門性：人員ではなく人材）

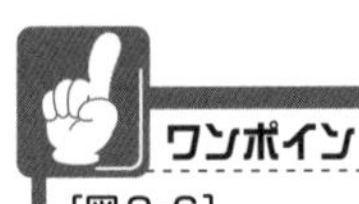

[図2-6]
災害フェーズに合わせた人材を確保する。

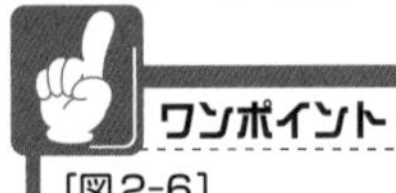

[図2-6]
超急性期，急性期には救急医，整形外科医，脳外科医の必要度が高い。

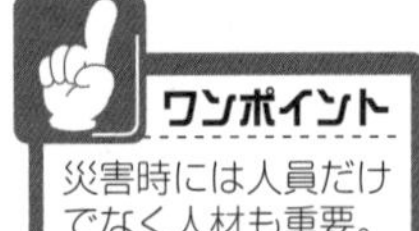

災害時には人員だけでなく人材も重要。

ステップ⑤ 人的資源を検討

各部門の職員の居住地から，災害時に参集可能な人数，時間等を把握できる表を作成する（表2-7）。病院職員以外にも，清掃，保安要員など委託職員の参集状況も把握できる表を作成する。さらに，災害フェーズにより治療のニーズが変化していくため，これに対応できるよう各科医師の参集状況を把握する表も作成しておくと便利である。

災害の急性期には整形外科，脳外科，外科，救急医の需要が高く，各科の医師の参集に必要な時間を事前に調査しておく（図2-6）。また，surge capacityは外科的およびICU能力，有効な手術室数や人工呼吸器数，それを扱えるスタッフ数といわれており，これらに関する資器材の備蓄のみではなく人員・人材の参集を災害時に優先できるように平常時から計画しておく必要もある。

ステップ⑥ 1日外来・救急などの通常業務と災害時の来院予測傷病者数を推測

発災後の医療需要は，通常業務，発災後生じる医療需要，新たに発生する業務の3種類あるため，災害時の業務内容を3つに分けて一覧表を作成する（表2-8，2-9）。

表2-8　発災後の医療需要一覧表

通常業務	発災後生じる医療需要	新たに生じる業務(応急対策業務)
1日当たり 延入院患者数:　名 延外来患者数:　名 病床利用率:　% 平均在院日数:　日 新入院数:　名 退院数:　名 紹介患者数:　名 救急入院数:　名 救急外来数:　名 救急車来院入院数:　名 救急車来院外来数:　名	重傷者受入予測数:　名 ・外因傷病者受入:　名 ・頭部外傷:　名 　頭蓋内損傷(+):　名 　頭蓋内損傷(-):　名 ・胸部外傷:18名 　胸腔内出血(+):　名 　胸腔内出血(-):　名 ・腹部・体幹外傷:　名 　腹腔内出血(+):　名 　腹腔内出血(-):　名 ・骨盤後腹膜外傷:　名 ・四肢外傷:　名 　上肢:　名 　下肢:　名 ・脊柱外傷:　名 　脊髄損傷(+):　名 　脊髄損傷(-):　名 ・熱傷:　名 ・その他:　名 ・クラッシュ:　名 重傷者以外受入予測数:　名 **避難所の診療（内科系委，精神科系疾患）** **公衆衛生活動**	**DMAT，医療救護班派遣：　班** **後方搬送** **他院からの転送**

表2-9　発災後の医療需要一覧表の記載例

通常業務	発災後生じる医療需要	新たに発生する業務
・入院患者対応:400名 ・新入院患者(29.1名)91.5%:27人は内因 ・外来患者対応:0名 ・救急患者対応:66名/1日	災害拠点病院としての対応:受入傷病者予想 ・重症者(8,663名÷災害拠点病院22):394名 ・それ以外(48,550÷二次救急医療機関62)783名	
●月累計(1日当たり) 延入院患者数:400.2名 延外来患者数:727.8名 病床利用率:84.08% 平均在院日数:13.5日 新入院数:29.8名 退院数:29.9名 紹介患者数:25.6名 救急入院数:12.7名 救急外来数:53.5名 救急車来院入院数:5.7名 救急車来院外来数:10.2名	外因傷病者受入れ:394名 頭部外傷:42名 　頭蓋内損傷(+):5名 　頭蓋内損傷(-):37名 胸部外傷:22名 　胸腔内出血(+):9名 　胸腔内出血(-):13名 腹部・体幹外傷:41名 　腹腔内出血(+):5名 　腹腔内出血(-):36名 骨盤後腹膜外傷:46名 四肢外傷:107名 　上肢:33名 　下肢:74名 脊柱外傷:54名 　脊髄損傷(+):4名 　脊髄損傷(-)50名 熱傷:6名 その他:22名 クラッシュ:54名	他病院からの転院 後方搬送 東京DMAT 医療救護班
院外業務		

記載例
渋谷区の災害拠点病院の一例

Think
①院内通常業務の継続は可能か？
②診療継続が可能であれば傷病者数予測/医療資源を把握する。

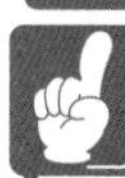
ワンポイント
病院のＢＩＡはどうなっているか。いわゆるアセスメントは状況評価と共に需要評価も必要。

ステップ⑦　優先業務表の作成

各業務ごとの優先順位を問うのではなく，各フェーズに行うべき優先業務の中からBIAに応じて業務を選定するため，各業務の開始時期，目標復旧時刻，フェーズを具体的に記載しておくことが重要である（表2-10）。

部門別業務継続計画作成の要点として，

- 職員の参集状況を想定する（夜間の発災を想定)。
- 非常時優先業務を抽出する。

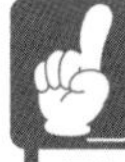
ワンポイント
優先業務表は各業務自体の優先度を問うのではなく，BIAに応じてフェーズ毎の必要性に応じて選択する。

表2-10 非常時優先業務（総括表）の記載例

業務区分	業務内容	目標レベル	着手時期	目標復旧時間	業務継続計画						応援事務職員配置業務
					フェーズ1（超急性期）				フェーズ2（急性期）	フェーズ3（亜急性期）	
					1時間以内	3時間以内	24時間以内	72時間以内	4日〜7日	8日〜30日	
応急対策業務	入院患者の安全確保対応	各病棟の職員が入院患者の安全確保や避難を行い，必要な治療を行う	A 直ちに	直ちに							
	来院者の安全確保	救急外来患者，見舞客の安全確保対応	A 直ちに	直ちに							
	傷病者等誘導・規制対応	来院する傷病者や帰宅困難者等を適切に誘導するための人員配置を行う	A 直ちに	直ちに							○
	院外傷病者の受入れ	来院する傷病者を重症度により選別（トリアージ）し，重症の患者から治療にあたるための体制整備を行う	A 直ちに	1時間以内							○
	東京ＤＭＡＴの派遣	東京消防庁からの要請を受けて発災直後から災害発生現場等に救急・災害医療の知識を持つチーム（東京ＤＭＡＴ）を派遣し，傷病者に対し救命処置をする	A 直ちに	24時間以内							
	医療救護班派遣	災害対策本部（福祉保健局）からの派遣要請に対応するため派遣体制を整備	A 直ちに	24時間以内							
	入院患者転・退院調整	重傷者の受入のための病床確保，または被災地外へ避難のために転院等の調整を行う	B 1日から3日以内	3日以内							
	病院の危機管理・応援職員の管理等	災害本部を設置，被害状況の把握，行政関係機関への情報収集・発信活動（広報）・応援職員の管理を行う	A 直ちに	1時間以内							○
	病院職員の安否確認・参集状況把握	緊急時安否確認システムを利用し，無事の確認，参集人員予測を行う	A 直ちに	24時間以内							
	広報等	プレス対応，患者安否問合せ対応	A 直ちに	1時間以内							
	施設設備・医療機器等の被害の復旧対応	被害を受けた設備や医療機器等の修理を行い，診療機能を平常レベルに復旧させる程度の回復を図る	A 直ちに	2週間以内							
	医薬品・医療用資器材の確保（緊急・追加）	備蓄物資の不足を補うため，緊急に追加の医薬品等を手配し，診療業務に支障が出ないように確保する	B 1日から3日以内	1週間以内							
優先すべき通常業務	入院診療業務	入院患者に対する継続的な診療を維持する	A 直ちに	24時間以内							
	産婦人科（分娩）診療業務	分娩患者への対応を行う	A 直ちに	24時間以内							
	救急外来診療業務（通常）	救急外来を訪れる患者に対する診療を行う	C 3日から1週間以内	2週間以内							
	一般外来診療業務	各診療科による一般外来診療業務を再開し，診察予約が受けられる	C 3日から1週間以内	30日以内							
	手術業務	必要度の高い手術に対応できるようにする	A 直ちに	24時間以内							
	検査業務	発災後から緊急度・必要度の高い検査に対応できるようにする	A 直ちに	1時間以内							
	放射線検査・診療業務	発災後から緊急度・必要度の高い放射線検査に対応できるようにする	A 直ちに	1時間以内							
	薬剤管理業務	発災後から緊急度・必要度の高い調剤・製剤業務に対応できるようにする	A 直ちに	1時間以内							
	…務	入院患者，受入傷病者の食事提供を行う	A 直ちに	24時間以内							○
	…付）	入院外来患者の受診記録	A 直ちに	24時間以内							
	…維持管理業務	発災後停止した電子カルテ，院内LAN，TAIMSを復旧させる	A 直ちに	2週間以内							
通常業務	リハビリ	入院患者・外来患者に対するリハビリ診療を実施する	C 3日から1週間以内	30日以内							
	庶務・医事事務	給与事務，広報，物品の調達，支払い，医事業務等を平常に戻す	B 1日から3日以内	30日以内							
参集可能人員予測（人）（※全員自宅から参集した場合の参集予測人員。実際には当直者が在院している。応援職員含む。）					123	276	581	668	668	668	
※その他，採用試験，職員研修，院内委員会，研究発表等，不要不急の業務については復旧までの間，休止する。											

ワンポイント

各業務とも着手時間と目標時間を決めておくこと。

表2-11　部門別非常時優先業務表（院長・副院長・事務局用）の記載例

現員数	名
平日日中勤務者数	名
発災時勤務者数	名

フェーズ				フェーズ1（超急性期）1時間以内	3時間以内	24時間以内	72時間以内	フェーズ2（急性期）4日～7日	フェーズ3（亜急性期）8日～30日
参集可能人員想定（累計）			自院勤務者					46	46
			他院応援者					0	0
			現地機動班要員					0	0
			計					46	46
業務区分	業務内容		他局応援事務職員配置						
応急対策業務	入院患者の安全確保対応					○	○	○	
	来院者の安全確保	職員				○	○	○	○
		委託職員（防災センター・警備）		○	○	○	○	○	○
	傷病者等誘・規制対応	職員	○			○	○	○	○
		委託職員（警備）		○	○	○	○	○	○
	院外傷病者の受入れ	受付業務（職員）	○			○	○	○	○
		受付業務（医事委託）		○	○	○	○	○	○
	東京DMATの派遣	調整・準備			○	○	○		
		出動			○	○	○		
	医療救護班派遣	調整・準備			○	○	○	○	
		出動			○	○	○	○	
	入院患者転・退院調整					○	○	○	
	病院の危機管理・応援職員の管理等		○		○	○	○	○	
	病院職員の安否確認・参集状況把握					○	○	○	
	広報等					○	○	○	
	施設設備・医療機器等の被害の復旧対応				○	○	○	○	
	医薬品・医療用資器材の確保（緊急・追加）					○	○	○	
優先すべき通常業務	入院診療業務								
	産婦人科（分娩）診療業務								
	救急外来診療業務（通常）								
	一般外来診療業務								
	手術業務								
	検査業務								
	放射線検査・診療業務								
	薬剤管理業務								
	栄養管理業務		○						
	医事事務（受付）					○	○	○	○
	情報システム維持管理業務					○	○	○	○
通常業務	リハビリ								
	庶務・医事事務						○	○	○

ワンポイント
優先業務の大項目は各業務部門で同じようにしておくこと。詳細は各業務部門のアクションカードに落とし込むこと。

表2-12　部門別非常時優先業務表（看護師用）の記載例

部門別非常時優先業務（地震発生時刻：平日20時）（例）看護部

【看護部】

現員数	名
平日日中勤務者数	名
発災時勤務者数	名

フェーズ				フェーズ1（超急性期）1時間以内	3時間以内	24時間以内	72時間以内	フェーズ2（急性期）4日～7日	フェーズ3（亜急性期）8日～30日
参集可能人員想定（累計）			自院勤務者						
			他院応援者						
			計						
業務区分	業務内容		他局応援事務職員配置						
応急対策業務	入院患者の安全確保対応			○	○	○	○	○	○
	来院者の安全確保			○	○	○			
	傷病者等誘導・規制対応		○						
	院外傷病者の受入れ		○	○	○	○	○	○	○
	東京DMATの派遣	調整・準備		○	○	○	○		
		出動			○	○	○		
	医療救護班派遣	調整・準備			○	○	○	○	○
		出動			○	○	○	○	○
	入院患者転・退院調整（患者本人，家族調整）				○	○	○	○	
	病院の危機管理・応援職員の管理等（管理看護長及び管理職）		○	○	○	○	○		
	病院職員の安否確認・参集状況把握			○	○	○	○		
	広報等（管理看護長及び管理職）			○	○	○	○		
	施設設備・医療機器等の被害の復旧対応			○	○	○			
	医薬品・医療用資器材の確保（緊急・追加）			○	○	○	○		
優先すべき通常業務	入院診療業務			○	○	○	○	○	○
	産婦人科（分娩）診療業務			○	○	○	○	○	○
	救急外来診療業務（通常）			○	○	○	○	○	
	一般外来診療業務						○	○	
	手術業務			○	○	○	○	○	
	検査業務								
	放射線検査・診療業務								
	薬剤管理業務								
	栄養管理業務		○						
	医事事務（受付）								
	情報システム維持管理業務				○	○	○		
通常業務	リハビリ								
	庶務・医事事務								

ワンポイント
部門別非常時優先業務表には各フェーズ毎の参集人員を必ず記載しておくこと。

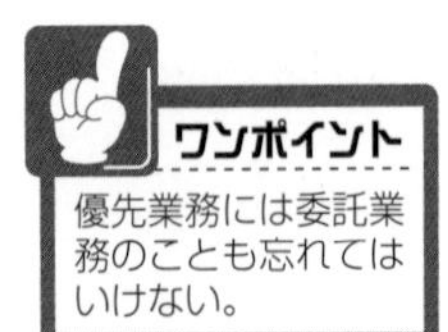

- フェーズ毎の参集状況に基づき，取り組むべき非常時優先業務を選定する。
- 職種間の連携を基に作成する。
  例1）災害対策本部運営⇒事務局職員不在の間は，医師・看護師を中心に行う。
  例2）リハビリ科職員⇒フェーズ1では災害対策本部運営。
- 通常，委託会社が行っている業務については，災害時の各社の対応方針を確認の上，職員による対応も視野に入れて検討する。

が挙げられ，あらかじめ実態に見合った優先業務を選択しておくことが重要である（表2-11，2-12）。

2-2 優先業務検討の一例 ～検査室～

▶▶ 平常時から決めておくべきもの

各部門の優先業務の策定や実践に関しては各々の施設の規模により異なるが，優先業務や優先業務に必要な資源に関しては共通であるので検査室の優先業務を例にとり説明する。

検査科の優先業務として緊急検査，生理検査，細菌検査，病理検査が考えられる（表2-13）。

どの検査を優先するのか，何の検査項目を優先するのか，緊急検査の災害時の検査項目は何か，に対する病院全体の方針を平常時から決めておく必要がある。多数傷病者の診療には検査時間も律速要素であり，必要な検査項目の検査時間も把握しておかねばならない。優先業務一覧は時間推移にともなう参集人員の想定を考慮し業務の遂行度合いを見積もることも必要である。

また，この非常時優先業務を行うために施設整備・医療機器などの被害の復旧対応，医薬品・医療用資器材の確保（緊急・追加）の必要な資

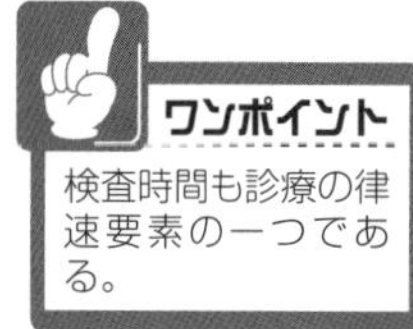

ワンポイント
検査時間も診療の律速要素の一つである。

表2-13　検査科非常時優先業務

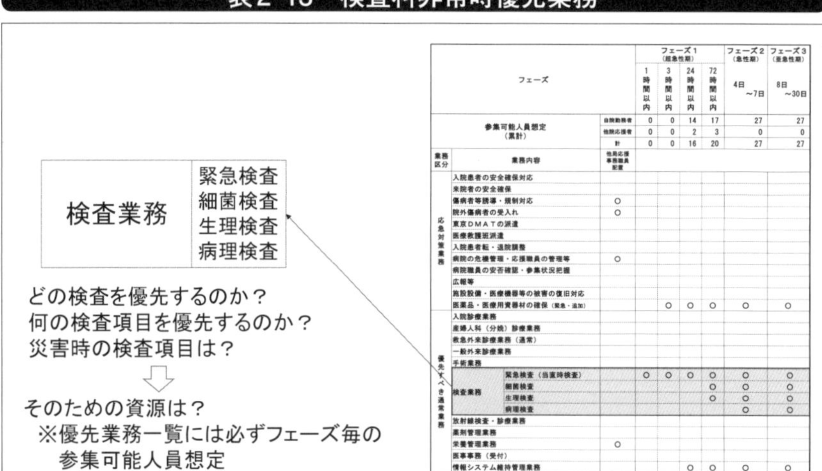

フェーズ			フェーズ1（超急性期）1時間以内	3時間以内	24時間以内	72時間以内	フェーズ2（急性期）4日～7日	フェーズ3（亜急性期）8日～30日
参集可能人員想定（累計）		自院勤務者	0	0	14	17	27	27
		他院応援者	0	0	2	3	0	0
		計	0	0	16	20	27	27
業務区分	業務内容	他局応援事務職員配置						
応急対策業務	入院患者の安全確保対応							
	来院者の安全確保							
	傷病者等誘導・規制対応	○						
	院外傷病者の受入れ	○						
	東京ＤＭＡＴの派遣							
	医療救護班派遣							
	入院患者転・退院調整							
	病院の危機管理・応援職員の管理等	○						
	病院職員の安否確認・参集状況把握							
	広報等							
	施設設備・医療機器等の被害の復旧対応							
	医薬品・医療用資器材の確保（緊急・追加）			○	○	○	○	○
優先すべき通常業務	入院診療業務							
	産婦人科（分娩）診療業務							
	救急外来診療業務（通常）							
	一般外来診療業務							
	手術業務							
	検査業務　緊急検査（当直時検査）		○	○	○	○	○	○
	検査業務　細菌検査					○	○	○
	検査業務　生理検査					○	○	○
	検査業務　病理検査						○	○
	放射線検査・診療業務							
	薬剤管理業務							
	栄養管理業務	○						
	医事事務（受付）							
	情報システム維持管理業務				○	○	○	○
通常業務	リハビリ							
	庶務・医事事務							

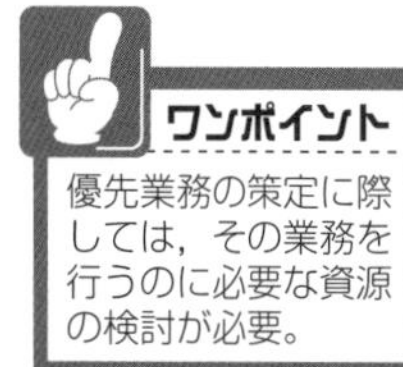

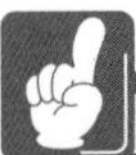

ワンポイント

費用対効果，効用の結果，自動化が進んだことが災害時にはかえってハザードになる。
⇒災害時はハイテクからローテク。
人力，手動で行える検査，検査項目の再確認（人員ではなく人材）。

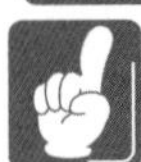

ワンポイント

想定外の想定も必要。例えば想定していた人員・人材が集まらないなど。

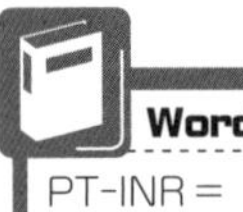

Word

PT-INR＝prothrombin time-international normalized ratio

表2-14　各非常時優先業務における必要資源一覧

施設整備・医療機器などの被害の復旧対応
医薬品・医療用資器材の確保（緊急・追加）

病院のインフラに依存するもの：検査器械を動かす電源，水など
検査室独自のもの：検査用試薬、血液寒天培地…

忘れてはならないのは，
　オーダーはどうやって行うのか？
　災害時の検査伝票は作成してあるか？
　（電子カルテ停止の有無）
　検体を誰が運ぶのか？
　検査結果をどうやって伝えるのか？
　検体の廃棄などのゴミは？　　　　など

業務区分	業務内容	施設/設備					ライフライン						物品					通信					情報システム				その他必要資源
		建物	エレベーター	自動搬送設備	医療用機器	その他機器	電力	上水	下水	ガス 中圧	ガス 低圧	医療ガス	医薬品	診療材料	医療ガスボンベ	消耗品	水・食料	電話	行政防災無線	災害時優先携帯電話	衛星通信	EMIS	電子カルテ	二次システム	TAIMS	院内LAN	
応急対策業務	入院患者の安全確保対応	○	○		○	○	○	○	○	○		○	○	○	○		○						○	○			
	来院者の安全確保	○					○	○	○																		
	傷病者等誘導・規制対応	○					○	○	○																		
	院外傷病者の受入れ	○	○		○	○	○	○	○	○		○	○	○	○		○						○	○			
	東京DMATの派遣												○	○			○			○		○					
	医療救護班派遣												○	○			○	○		○							
	入院患者転・退院調整																	○	○				○				
	病院の危機管理・応援職員の管理等	○			○		○	○	○	○		○	○	○	○		○	○	○	○	○	○			○	○	
	病院職員の安否確認・参集状況把握																								○	○	
	広報等																	○	○	○	○						
	施設設備・医療機器等の被害の復旧対応	○																○	○	○	○						
	医薬品・医療用資器材の確保（緊急・追加）	○																○	○	○	○						
優先すべき通常業務	入院診療業務	○	○		○	○	○	○	○	○		○	○	○	○		○						○	○			
	産婦人科（分娩）診療業務	○			○	○	○	○	○	○		○	○	○	○								○	○			
	救急外来診療業務（通常）	○			○	○	○	○	○	○		○	○	○	○								○	○			
	一般外来診療業務	○			○	○	○	○	○	○		○	○	○	○								○	○			
	手術業務	○	○		○	○	○	○	○	○		○	○	○	○								○	○			
	検査業務	○	○	○	○	○	○	○	○				○	○	○	○				○			○	○			
	放射線検査・診療業務	○	○	○	○	○	○	○	○			○	○	○	○	○	○	○					○	○			・診療材料備蓄〇週間分 ・保守メーカー
	薬剤管理業務	○	○		○	○	○	○					○			○		○	○	○	○	○	○	○			・手書き対応環境 ・薬剤照会する院内通信手段 ・ディーラーへの通信手段
	栄養管理業務	○	○				○	○	○		○						○	○					○	○			・備蓄食料3日分は確保済みだが、それ以降の食材確保のルート ・蒸気 ・使い捨て食器の確保（3日分は確保済み）

源の検討も必須である（表2-14）。

▶▶ 優先業務に必要な資源を具体的に検討する

忘れてはならないのは，オーダーはどうやって行うのか，災害時の検査伝票は作成してあるか（電子カルテ停止の有無），検体を誰が運ぶのか，検査結果をどうやって伝えるのか，検体の廃棄などのゴミはどうするのか，などの具体的手順をあらかじめ決めておくことである。さらに，例えば予定した人員・人材が集まらない，試薬などの供給が停止し不足してしまった時の対応など想定外の想定も忘れずに検討しておくことである。想定外の対応の一つとしては，費用対効果・効用の結果，省人化された検査や検査項目の中で，人力手動で行える検査や検査項目を再確認しておくことが求められる。災害時にはハイテクから人海戦術によるローテクが力を発揮することを忘れてはならない。

災害時にどんな検査項目が必要なのかに関しては外傷や疾病内容が多岐に渡り，また各病院の役割も一様ではないため標準的な指標が示されていない。今までの経験や知見から各々の病院で検討することにならざるを得ないが，災害時の多数傷病者診療ではダメージコントロール蘇生やダメージコントロール手術が必要になることも多いと推定される（図2-7）。

ダメージコントロールを実践するには，アシドーシス，低体温，凝固障害の是正が必須であり，そのためには血算，血液ガス分析，PT-INR（プロトロンビンタイム国際標準比）が必要である。大量出血の患者も想定されるなら，血算，血液ガス分析，PT-INRの他，米軍で戦場において使用されているようなTEG（thromboelastogram）とROTEM

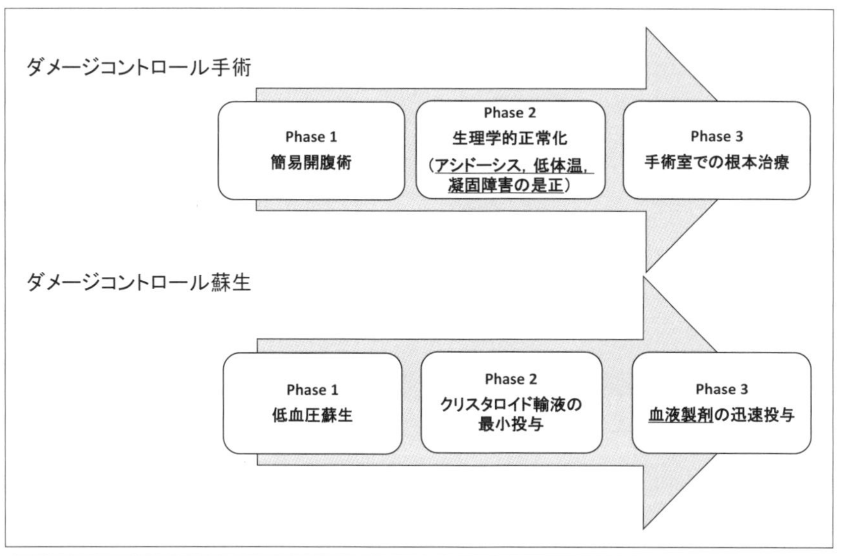

図2-7　ダメージコントロール

［Holcomb JB, Nunez TC：Damage control resuscitation. Front Line Surgery, Springer, NewYork, pp47-58, 2011より改変のうえ引用］

Word

ダメージコントロール手術
重症外傷に対する外科的アプローチ。①出血と汚染のコントロールのための初回の手術，②全身状態の安定化を図る集中治療，③修復・再建手術の3相から構成される。

Word

ダメージコントロール蘇生
多量出血を伴う外傷に対する蘇生術で，①低血圧蘇生（hypotensive resuscitationあるいはpermissive hypotensive resuscitation），②クリスタロイド輸液の最少投与，③血液製剤の迅速投与の3相からなる。

（rotational thromboelastometry）も考慮すべきであろう。

2018年9月北海道胆振東部地震の新聞報道では某院事務長は「とにかく患者さんの命を守ろうと職員全員が必死だった，今回の経験を教訓に電源増強や電気なしで使える簡易な人工呼吸器を増やすなどの対策を検討する」，他病院は「院内で必要な電力が電源で賄いきれず，人工呼吸器の患者対応を優先した。腎臓病患者46人の人工透析は後回しにせざるを得ず，職員は透析の患者さんに我慢してもらうしかなかった」との報道があった。前者の意見は災害サイクル（図2-8）で言えば，「予防・準備」のフェーズで，あくまで重要な資源が災害時に不足が生じないための準備計画を立てることであり，「防災」である。

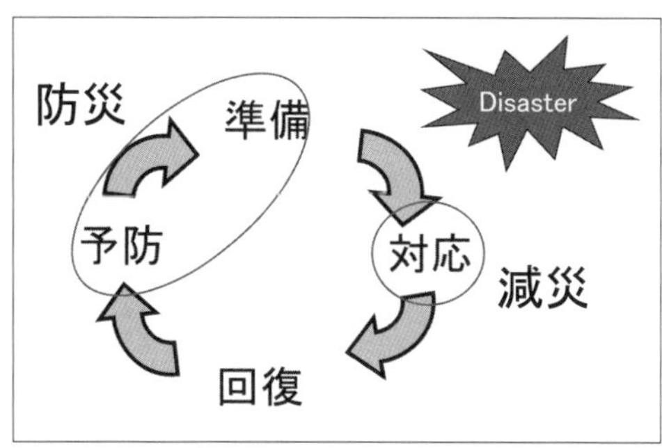

図2-8　災害サイクル

一方，後者は「対応」のフェーズであり，実際に資源の質的・量的不足が生じたときにないものねだりをするのではなく（外部に依存しすぎることなく），人工呼吸器装着患者を透析患者よりも優先した診療を行っており，これが「減災」であり，BCP／BCMの本質である。人工呼吸器装着患者を透析患者よりも優先して診療したことは当然ながら透析

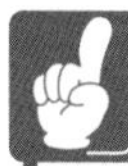

ワンポイント

災害サイクルの「予防・準備」のフェーズでは防災，「対応」のフェーズでは減災。

患者にリスクを負わせることになり，責任を持ったうえでの決断が重要になる。災害時のBCPにはこのようなリスクを持った決断が時として必要であり，リスクを回避するための最低限度の検査はもちろん，患者に対する説明責任を回避してはいけないことを周知すべきであろう。

また，「本来の透析の間隔がずれたり，（1回の透析にかける）時間が短縮されたりした患者がいる。不整脈や心不全を起こしていないか体調を注意深くみていく必要がある」という記事があった。このこと，すなわち，資源不足の状況下に資源を他力本願的に外部支援に求めるだけではなく自力での創意と工夫から患者医療を継続させることがまさにBCPの主旨である。従来型の訓練では電気や水がなければ透析患者を他院に転送することで済まされていたが，実際の災害時には困難な場合が多く，具体的な対応としてはこの病院のような対応になるはずである。しかし，一方では透析の回数や時間を短縮することは患者の状態をある程度危険にさらすことを意味しており，これを安全に行うためにはある程度の患者の安全を確保する検査が欠かせず，この視点に立った検査項目の選定が重要である。

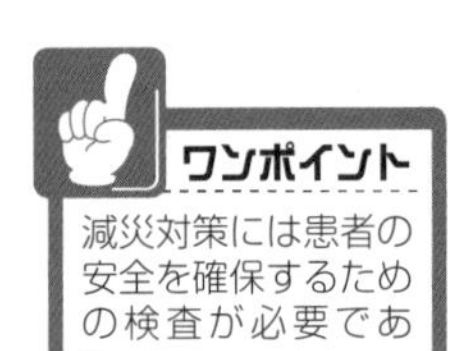

▶▶ 災害時の検査・検査項目の選定：例として災害時の心筋梗塞の検査項目

阪神・淡路大震災に関する平成15年度厚生労働科学研究事業「新たな救急医療施設のあり方と病院前救護体制の評価に関する研究」の分担研究：災害時における広域緊急医療のあり方に関する研究「災害時の被災地内内因性疾患，特に急性心筋梗塞の取り扱いについて」の中で著者は報告した。阪神・淡路大震災において，初期医療機関に震災後新たに入院した症例3,389例中，循環器疾患509例，虚血性心疾患161例（内，心筋梗塞90例：2.66%）であった。3,389例中349例（10.3%）が死亡し，心筋梗塞は18例（5.2%）であり，この死亡率は1999年日本人口動態統計の数値と変わらなかった（表2-15）。

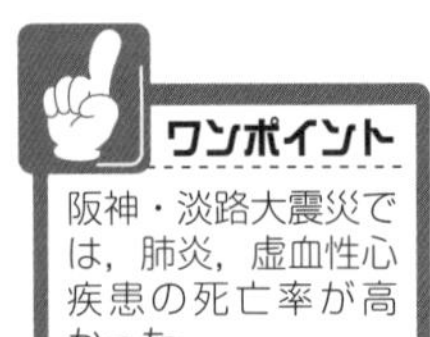

おそらく大震災時に医療機関を受診し再灌流療法の適応となる急性心筋梗塞症例はトリアージタグ上，緑あるいは悪くても黄色と考えられ，治療の優先順位が低めに設定される可能性が高い。また，重症例は再灌流療法の適応にはなりにくい。資源が少ない病院では，初回の心電図で典型的心電図所見を示さない例，無痛性心筋梗塞など除外が困難であり，また，後方医療機関までの間に行う血栓溶解療法の是非も大動脈解離・心破裂の危険性を考えれば推奨されるものではないと考えられる。カテーテル治療が困難な状況下ではむしろ迅速かつ正確に診断できること

表2-15　阪神・淡路大震災における心筋梗塞

疾病：初期医療機関に震災後新たに入院した症例：3,389例
　循環器疾患：509例，内　虚血性心疾患：161例，内　心筋梗塞：90例
3,389例中，349例（10.3%）；死亡
　心不全：33例，心筋梗塞：18例（5.2%）
入院患者の51.6%（1,556例）が自宅からの入院
　27.7%（837例）は避難所で発生（避難所生活者はピーク時で約32万人）
　避難所での疾病発症率は自宅の5倍以上
搬送手段
　1,522例（25%）：救急車，自力歩行：1,056例，担架搬入（戸板・畳）：752例，自家用車：725例
入院推移
　震災当日～1週間：250～300例
　1/24以降減少（1/17震災当日）するも2週間後も150前後
　自宅からの入院は震災当日が最高で経日的に減少
　避難所からの入院は震災後1週間は経日的に増加し，1/24の88例をピークに減少

疾病発生場所

	避難所（%）	自宅（%）	入院中（%）	その他（%）	不明	合計
虚血性心疾患	38（26.8）	76（53.5）	17（12.0）	11（7.7）	19	161
狭心症	16（24.6）	35（53.8）	9（13.8）	5（7.7）	6	71
心筋梗塞	22（28.6）	41（53.2）	8（10.4）	6（7.8）	13	90

が望ましい。急性心筋梗塞のカテーテル治療は時間との勝負であり，災害時には搬送手段がない，医療資源がないなどの理由からカテーテル治療が困難であれば診断はしっかり行い，保存的治療を行う選択肢も考慮する。資源が少ない時にはカットオフ値から変動の大きな検査が有利であり，この視点から急性心筋梗塞の血液検査としてカットオフ値からの変動がCKMBより大きいトロポニンIを測定可能としておくことが平常時以上に災害時に重宝される。

表2-16に示した多数傷病者発生事案計画の要点の9項目の一つに「律速段階を理解する」という項目がある。カットオフ値の他に多数傷病者診療の血液検査においては，採血から検査結果までの時間が短時間であるほど患者診療時間の短縮化につながり有意義となる。

東日本大震災の際には，東京都が被災地から一度に数百人の透析患者を引き受け，間接的に東京都内の医療施設の透析液など医療資源が一時的に不足する事態が生じた。透析患者を受け入れるということはそれに伴う検査も増加し検査にまつわる医療資源が不足するため，平常時からサプライチェーンの確保を充実させておくことが望ましい。しかしながら，院内の各診療科別に異なる複数の同種採用品目がある場合には標準化し医療安全の確保を図ると共に材料費の削減を図る手法が日常化したため，大震災時に正規採用品の調達が困難となった時に暫定的に代替品の調達を試みても当該製造元から「既存施設に対する供給が最優先のため，急場凌ぎの前提的な要求には応じられない」と言われる可能性があると考えておくことも危機管理の一つである。

ワンポイント
多数傷病者診療では，カットオフ値からの変動が大きい検査，検査時間が短い検査が，患者診療の律速要因となる。

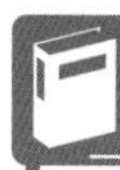
Word
トロポニン＝正常であれば血中濃度は低いが，心筋細胞の蛋白，心筋が壊死すると血中濃度が上昇する

ワンポイント
平常時からのサプライチェーンの確立。

表2-16　多数傷病者発生事案計画の要点

- 作戦を明確にする
- 外傷を単純にする
- 負傷者の移動，スペース，人材を理解する
- 最大の出費に見合う価値を理解する（the biggest bang for the buck）
- 最良のトリアージオフィサーを特定する
- トリアージカテゴリーとどこに収容するかを理解する
- 指揮命令とリーダーシップチームを理解する
- 律速段階を理解する
- ピットフォールを知り回避する

ビトロス　アッセイ時間　遠心分離後

項目	アッセイ時間(分)
トロポニンI	18
HIV(第4世代)	48
HBs抗原	37
TP抗体	35

ピットフォール
胸部単純X線撮影
・EMT室では救命のために胸部X線撮影のみ行う。
・骨盤や四肢は不要。明らかな骨折は副子固定，不安定骨盤骨折はパッキングか固定バンドで対応し，骨盤X線は簡単であるが通常1名の技師がEMT室で撮影しているときは時間の無駄である。

救急室開胸心臓マッサージ(ER thoracotomy)
・この処置で救命できる可能性の大きいものは心臓損傷のみであり，その他の非心臓外傷は救命困難。実施の際には必ず心膜切開を加える。
・大動脈クロスクランプやマッサージ・エピネフリン投与では助からない可能性が大きい。

麻薬投与
・医師がオーダーするシステムを変えて，EMT室/ICU/ICW(immediate care ward)の看護師が自由に投与できるようにすることが良い。

[Aydelotte J：MASCAL. Managing Dismounted Complex Blast Injuries in Military & Civilian Settings, Springer, New York, pp29-42, 2018より改変のうえ引用]

Word
EMT = emergency medical treatment
ER = emergency room

Word
社団法人　日本透析医学会「透析患者における二次性副甲状腺機能亢進症治療ガイドライン」Guidelines for the management of secondary hyperparathyroidism in chronic dialysis patients

さらに慢性期の透析患者診療には「透析患者における二次性副甲状腺機能亢進症治療ガイドライン」（2006年）では最低限必要なルーチン検査項目と測定頻度として，「P（リン），Ca（カルシウム），iPTH（副甲状腺ホルモン），PTHは通常は3か月に1回測定する。ただし積極的な治療を施行している際，あるいは治療を変更した際は安定するまで，少なくとも3か月間にわたって1か月に1回の測定を行うべきである。」とある。災害時には急性期の患者の検査項目だけではなく，慢性期の患者の検査項目もその病院の特性から考慮しておく必要がある。

2-3

BCPの実践（発災時）

▶▶▶ 発災時にはソフト対策を主眼とする

現実の災害対応においては「発災したらまず本部を立ちあげて…」というハード面やアクションカードだけではなく，まずBIAとsurge capacityを考えるというソフト面対策，すなわち減災，に主眼が置かれるべきである。

ステップ① 被害状況への対応の優先順位を決める

本部に入ってくる各部門からの被害状況報告の内容を人，物，組織の3つに分け，色の異なる付箋紙に要点をメモする。ホワイトボードの横軸に優先度，縦軸に緊急度を示す二次元格子を作る。付箋紙の内容から優先度・緊急度の高低を判断し，二次元格子に張り付けていく。この二次元展開法により被害状況の優先度・緊急度が視覚的にわかりやすくなり，情報の共有化と迅速な対応が可能になる。対応が済んだ事柄の付箋紙に対応した時刻を書いて別のホワイトボードに移し，対応済の事柄が一目でわかるようにしておく。

Word

二次元展開法
リスクを頻度（frequency）と程度（severity）に基づく二次元的格子に位置づけることにより，優先度の異なったカテゴリーに分類する。

ステップ② その時点のsurge capacity を検討する

Surge capacityの4S（staff, stuff, system, structure）を検討する（図2-9）。4Sの不足がみられない状況は災害から脱出した状況であると考える。各時点の4S資源に基づいた診療を行うことがBCP／BCMである。

Keyword

surge capacity, 4S（staff, stuff, system, structure）

ステップ③ 資源に基づいたトリアージ

Surge capacityの評価により資源に基づいたトリアージを行い，医療対応を実施する。この傷病者の選択の決断が通常診療とは異なるため（患者の状態に応じた診療ではなく，資源に軸足をおいたトリアージに立脚した診療に基づくため），平常時からの訓練が必要になる。

ワンポイント
人員・人材では何科の医師かも重要。

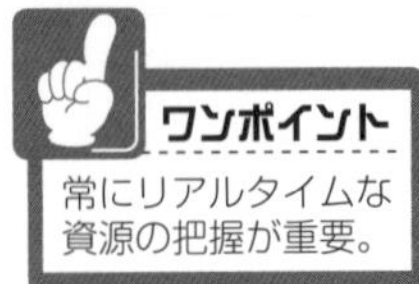
ワンポイント
常にリアルタイムな資源の把握が重要。

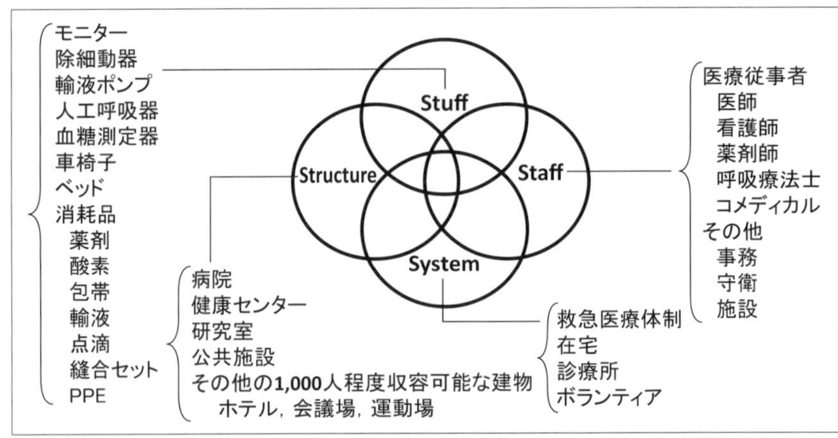

図2-9 Surge Capacityの4S

［Adams LM : Exploring the Concept of Surge Capacity. The Online Journal of Issues in Nursing, 14（2），2009（http://www.ojin.nursingworld.org/MainMenuCategories/ANAMarketplace/ANAPeriodicals/OJIN/TableofContents/Vol142009/No2May09/Articles-Previous-Topics/Surge-Capacity.html）より改変のうえ引用］

2-4 病院のlogistics

立地条件も考慮する

自施設周辺のライフラインの分析検討の他に，病院のlogisticsとして以下の事柄も検討しておくことが望まれる。

①病院の所在地…施設の受ける衝撃に対する地理的危機と自然，テロ，他の災害による孤立化
②地域における病院の役割…外傷センター，小児病院，など
③納入業者や予測されるサプライチェーンの脆弱性
④設備の目標と資源

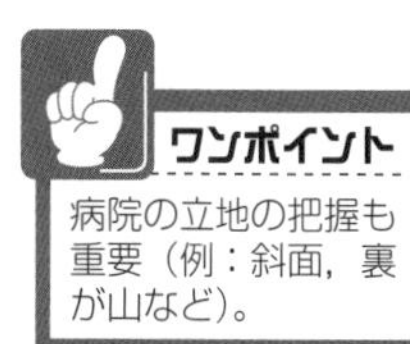
ワンポイント
特殊な機能の病院は傷病者の受入れよりもその機能の維持が望ましい。
病院の立地の把握も重要（例：斜面，裏が山など）。

2011年東日本大震災時の陸前高田の海辺に近い病院の津波による施設の水没，2016年熊本地震で南阿蘇村立野の救急指定病院が施設の被害がないにもかかわらず敷地周辺の土砂崩れの危険があるために閉院せざるを得なかった，など業務継続には立地条件を考慮することも重要である。熊本地震では熊本市内の総合周産期母子医療センターが機能不全に陥り，入院患者全員を県内外に避難させたという報道があった。地域における小児や外傷など特殊な，かつ，重要な役割を担っている施設の業務継続はその地域医療存続の鍵であり，災害時でも本来の役割を全うできるよう地域で支えていくことが必要である。

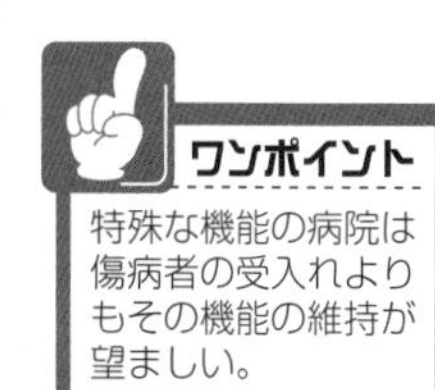

病院のライフラインを調べる

病院の診療機能維持のため，ライフラインの他，人的資源や必要資器材の一覧表も作成しておく。病院には，

①医療器械などハード面（医療器械とそれ以外）
②人員（量と質）：callback policy ／予めの参集ルール
③指揮命令系統（断続しないこと）
④Suppliesと装備（種類と量）
⑤情報と伝達（人間工学的問題処理）
⑥搬送（病院連携）

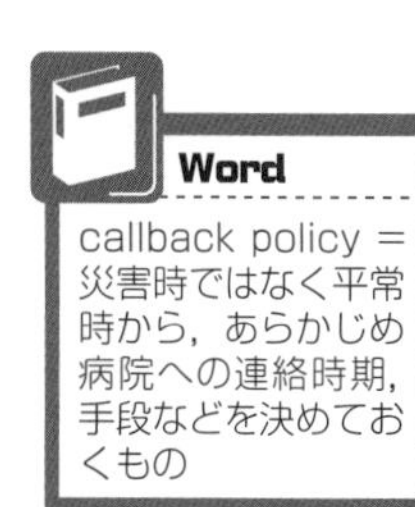

の6個の重要な資源があり，これらを維持するのに必要なライフラインを日ごろから準備しておくことが肝要である。

ライフラインは多重化・複線化がポイント

従来の地震の経験から得た病院のライフラインの課題をまとめた（表2-17）。

ライフライン対策のポイントは想定以外の事象が起こらないように，また，不足が生じないように多重化･複線化を図ることである。例えば，電気に関しては首都圏では東京電力からだけではなく北陸電力から電線経路を引き込むという複線化と液体燃料から中圧ガスによるコジェネレーション発電による多重化が望まれる。中圧ガスは低圧ガスと異なり地震にも強く，備蓄による燃料の劣化やデッドストックによる経済的負担も少ない。東日本大震災では多くの施設が自家発電装置の燃料不足で自衛隊などに外部支援を要請したが，その際燃料の種類（重油か，軽油か，灯油など）を聞かれて戸惑ったことなども報告されている。2017年10月25日には災害拠点病院に指定されている中国地方の総合病院で，集中治療室（ICU）や手術室が一時完全に停電する「電源喪失」に

ワンポイント
ライフライン対策のポイントは多重化・複線化。

Word
コジェネレーション発電 ＝ ガスタービンやディーゼルエンジンで発電する一方，その排熱を利用して給湯・空調などの熱需要をまかなうこと。熱源から電力と熱を産生し供給するシステム

注意
自家発電装置の燃料の種類（重油，軽油，灯油）は平常時から知っておくこと。

ワンポイント
他力本願的な事項のみでは想定外のことが起こった時に支障が大きい。
支援や応援のみではなく，優先的は配分や節約を考えること。

表2-17　病院のライフラインの課題一覧

● 電気
①自家発電装置の能力と限界
　メインテナンスも含む
②燃料の備蓄と劣化
③代替性
　多重化･複線化
④使用量と優先順位
⑤院内配線回路図の熟知
⑥医療資器材の管理
　コンピュータのリセット
　各種スウィッチのON/OFF

● 水
①使用量と優先順位
②備蓄の量と種類
③複線化：地下水の利用
④上水だけではなく，下水
⑤院内配管
⑥水圧

● ガス
①使用量と使用目的
　病院におけるガスの存在意義
　例：給湯，冷暖房，厨房･･･
②現状認識
　低圧ガス/中圧ガス
③復旧までの経過･推移
④ガスと発電に結びつかない
　電気の多重化につながる

● 医療ガス
①圧縮ガス
　人工呼吸器，air drill
　コンプレッサーは？
②サプライチェーン
③圧力不均衡
④充填日は何時？

● 食料
①必要数の想定
　人数･日数
　職員･入院患者･来院患者･帰宅難民
②備蓄場所･保存方法
③調理，配膳
④ゴミ⇒備蓄食料の長期保存可能な
　携帯食料への返還などの対策

● 通信伝達
①資器材のメインテナンス
②通信伝達手段の選択
③人員要員
④安否確認システム
　callback policy
⑤異種他業種との情報共有
⑥正確
⑦情報の流れ
　一方向性/両方向性
⑧EMIS

● その他
①エレベーター

陥ったとの報道があった。電力会社から規格よりも高圧の電気が送られたことが原因で，非常用発電も起動せず，停電は約20分間で患者の生命に影響しなかったが，人工呼吸器や人工透析器のバッテリーが切れて手動で使ったり，実施中の手術数件を中断したりした。このような想定外の事故が起こらぬよう事前から予防策を講じることが防災であり，一方で起こった時の対応を考えておくことが減災である。ライフラインも防災と減災の観点から見直しが必要と思われる。

▶▶ 診療機能のためのライフライン

注意
医療ガスの充填日は知っておくこと。

医療ガスに関しては液体酸素が病院に充填される曜日を知ること以外に貯蔵量は具体的に酸素ボンベ何本に相当するか，などの具体的な知識も必要である。

また，上下水道，特に上水に関しては熊本地震では災害拠点も発災2日後には困っている。熊本は元来地下水が奇麗でろ過や滅菌しないままでも飲用できたため，日ごろからろ過器や滅菌機を設置してなかったことが災いし地震で地下水が濁ってしまい使用できなかった。水の複線化を図ろうとろ過機や滅菌機を設置しても日ごろから使用していないと災害時には役に立たず経済的負担も生じる。備蓄水量が少なかったり，浄水機能が不十分であったり，貯蔵タンクが破損したりする可能性も考え，必要な水の確保を常に外部に依存するのみではなく，内部の自助努力，例えば平常時から水を使用しない生化学検査機械の設置なども考慮しておく。

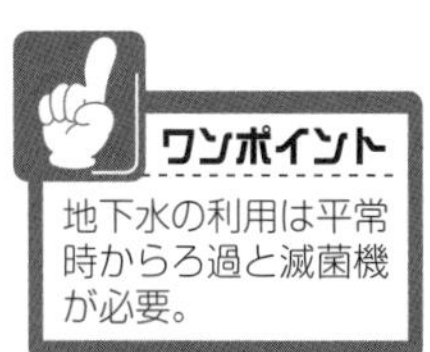
ワンポイント
地下水の利用は平常時からろ過と滅菌機が必要。

外部からの支援に依存し過ぎると，道路事情などにより外部支援が届かないなどの想定外の事態が起こる可能性があり，まず院内の資源の節約や資源分配の優先順位変更などの自助努力を考慮することが危機管理である。さらに，配膳下膳の問題やゴミの回収を考えた上での無調理簡易食の用意，通信伝達手段やエレベーターなど病院機能維持に欠かせないライフラインのBCPの観点から見た再構成が望まれる。

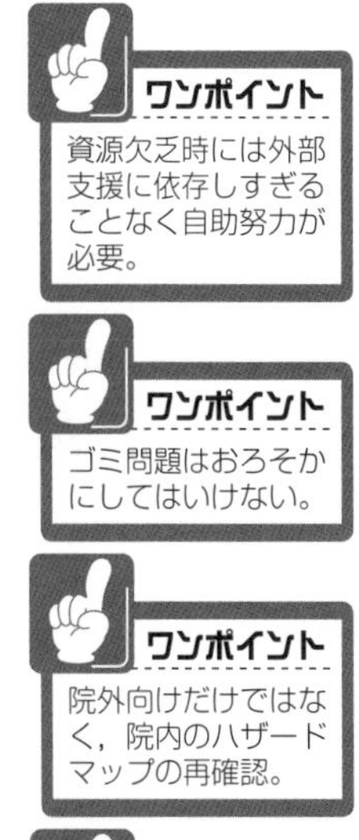
ワンポイント
資源欠乏時には外部支援に依存しすぎることなく自助努力が必要。
ワンポイント
ゴミ問題はおろそかにしてはいけない。
ワンポイント
院外向けだけではなく，院内のハザードマップの再確認。

▶▶ 災害視点から見た平常時のアメニティや防災対策

東日本大震災（2011年3月11日）の際に岩手，宮城，福島3県の大規模建物の26.3%でスプリンクラーが破損，誤作動した。防災のための装置が逆に災害を引き起こすこともあり日ごろからの点検確認が求められる。また，平成30年7月豪雨では広島県中須・緑井地域に存在する病院では浸水により，「CT撮影室・生理機能室が復旧不能」「生化学検査室の検査対応が困難」「すべてのエレベーターが使用不能（4基，

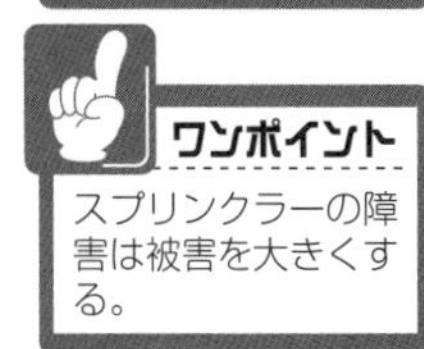
ワンポイント
スプリンクラーの障害は被害を大きくする。

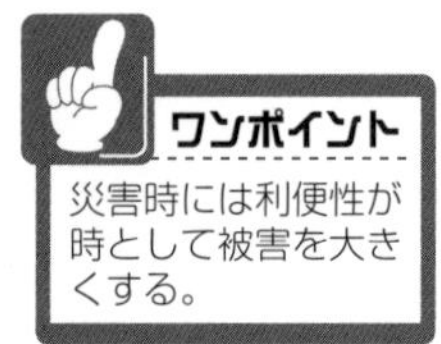
ワンポイント
災害時には利便性が時として被害を大きくする。

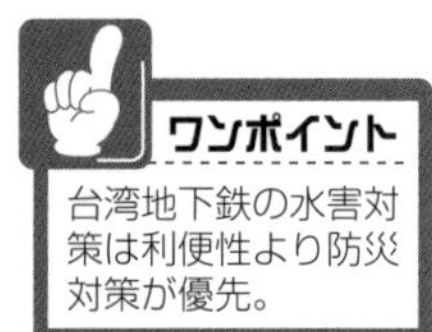

内1基は夕方復旧)」「無菌製剤室が使用不能」「厨房は，食事リフトが使用不能となり人海戦術で食事を提供，食器はディスポ対応」など，予想以上の医療機能の被害であったと報告があった。平常時には低層階に診療業務を集中させることは患者の利便性を高めるが，このことがかえって被害を大きくする可能性も考慮しておかねばならない。

大雨の多い台北では，地下鉄の入口は階段を数段あがってから下るようになっていて，土嚢なしでも地下に雨水が流れ込まないような構造になっている。利用者にとっては利便性が多少損なわれるが，水害から守るという点では防災と利便性を天秤にかけてより良い方法を選択した結果と考えられる。

2-5 ライフラインの具体的課題検討分析

ライフラインの課題と対策

①電気

自家発電器の発電容量や方式，燃料の備蓄，院内配線回路や優先供給資器材の選定など多くの課題があるが，その中でも多重化・複線化の促進が望まれる（表2-18）。

複線化とは，東京都が東京電力以外に北陸電力から電気の供給を受けるような施設への高圧電線系統を一つ以上持つことである。2018年9月6日，北海道胆振東部地震における北海道の広範なブラックアウトは正しく複線化の必要性を示している。しかし，電線引込敷設のためには多大な自己負担が掛かるため複線化を実践することはほぼ不可能であると考えられる。一方，多重化とは液体燃料による自家発電装置に加え，

表2-18　電気の課題

①自家発電装置の能力と限界（メインテナンスも含む）
　空冷・水冷，ディーゼルエンジン・ガスタービンエンジン，燃料
②燃料の備蓄と劣化
③代替性
　多重化・複線化
④使用量と優先順位
⑤院内配線回路図の熟知
⑥医療資器材の管理
　コンピュータのリセット
　各種スイッチのON/OFF

2011年3月以降　都立広尾病院

	複線化		多重化
	非常用発電装置		常用発電装置
	2,000kVA（≒1,600kW） ガスタービン	500kVA（≒400kW） ディーゼル	700kW ガスコジェネレーション
	空冷	空冷	ガスエンジン発電機
燃料	A重油	軽油	都市ガス（中圧）
備蓄量	オイルタンク：60,000L 小出槽：1.9500L	オイルタンク：20,000L 小出槽：1,200L	
燃費	689L/h（100%負荷）	250g/kWh 250g/kWh×400kN-116L/h	総合効率：80%以上 省エネ効率：15%程度
作動時間	61,950L÷689L/h=89.91h	21,200L÷116L/h=182.76h	ガスの供給があれば非常用
負荷	①茶色コンセント ②電子カルテ等システム関係 （①，②は1分間停電後自動） ③他，状況に応じ，白コンセントにも送れる（手動）	①消防設備負荷：スプリンクラー，消火栓ポンプ ②非常照明 ③一部空調機	①院内負荷の内，主として病棟に電力供給 ②発電機の排熱を蒸気や温水として回収し病院の冷暖房に使用

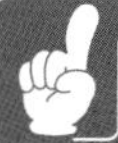
ワンポイント
平成30年6月1日，「自家発電設備」の点検方法が改正された（https://www.fdma.go.jp/mission/prevention/suisin/items/h30_leaflet01.pdf）。

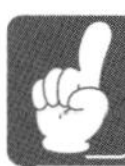
ワンポイント
〔表2-18〕
東日本大震災では，A重油か軽油か把握できず配送が遅れた。災害時には発電機業界も「A重油推奨，ただし非常時には軽油，灯油も一次的に使用可能」と表示して欲しい。

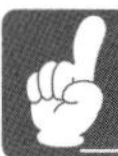
ワンポイント
水害が予測される場合は屋上に自家発電装置を設置する。

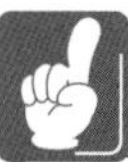
ワンポイント
東日本大震災を受けて「通常の6割程度の発電容量のある自家発電装置等の保有」も災害拠点病院要項に追加。

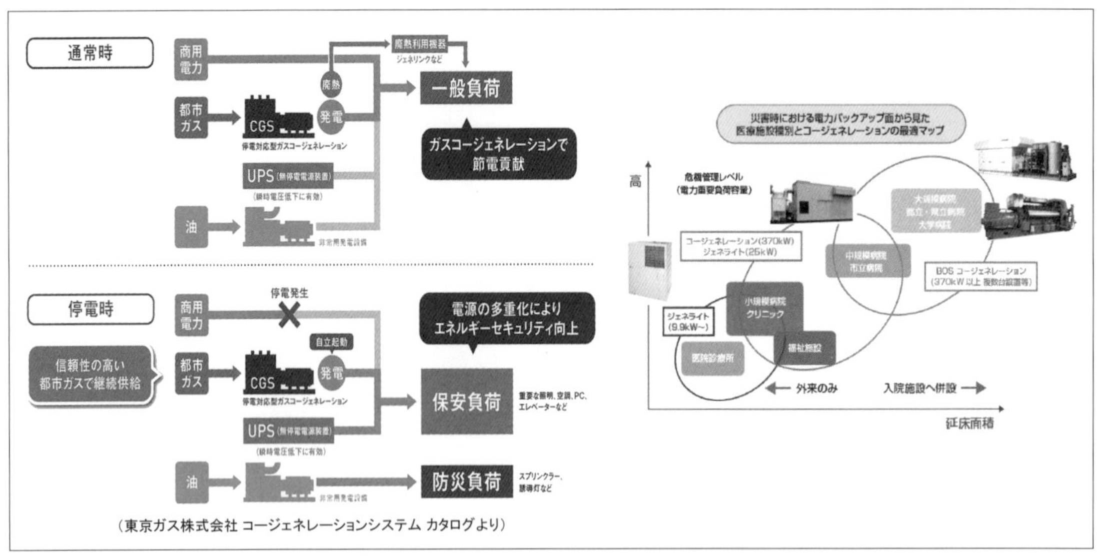

（東京ガス株式会社 コージェネレーションシステム カタログより）

図2-10　停電対応型ガスコジェネレーションシステム

表2-19　水の課題

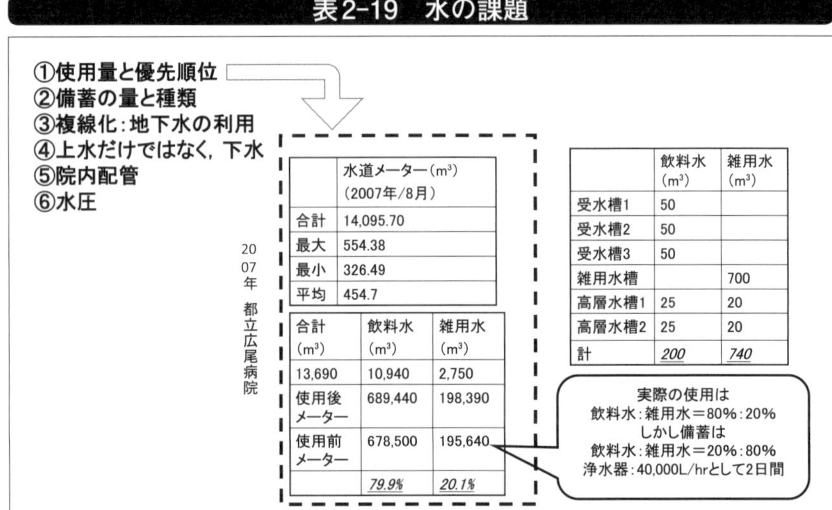

①使用量と優先順位
②備蓄の量と種類
③複線化：地下水の利用
④上水だけではなく，下水
⑤院内配管
⑥水圧

2007年 都立広尾病院

	水道メーター（m³）（2007年/8月）
合計	14,095.70
最大	554.38
最小	326.49
平均	454.7

合計（m³）	飲料水（m³）	雑用水（m³）
13,690	10,940	2,750
使用後メーター	689,440	198,390
使用前メーター	678,500	195,640
	79.9%	*20.1%*

	飲料水（m³）	雑用水（m³）
受水槽1	50	
受水槽2	50	
受水槽3	50	
雑用水槽		700
高層水槽1	25	20
高層水槽2	25	20
計	*200*	*740*

実際の使用は
飲料水：雑用水＝80%：20%
しかし備蓄は
飲料水：雑用水＝20%：80%
浄水器：40,000L/hrとして2日間

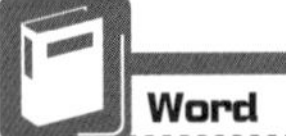

Word

中圧ガス＝製造基地から高圧で送り出された都市ガスは整圧所により減圧され，低圧にて供給するのが一般的であるが，工場や病院など特にガス消費量が多い場合や燃焼器の仕様により中圧にて供給する

ワンポイント

高圧・中圧ガス導管は災害に強いとされ，災害時も基本的にガスの供給停止がないため，中圧ガスを利用して発電することは多重化となる。

ワンポイント

病院で使用する水は一般的に生活用水2割，飲料水8割である。

中圧ガスによる自家発電装置を設置することである（図2-10）。中圧ガスの安定供給により燃料の備蓄が不要であり，費用負担が少ない。

②水道

施設で使用する水には生活用水と飲料水があり，平常時の両者の使用割合を知り，備蓄量と浄水器の容量を考える必要がある（表2-19）。熊本地震では浄水器を設置していた医療機関でも大雨にもかかわらず一部病院では水不足がみられた。浄水器完備は備蓄水には有効でも，一般的には雨水や河川の浄水には不適であり万能ではない。

水道の複線化としての地下水の利用は危機管理上も賢い選択の一つで

ある。災害時のみに地下水を利用するのは費用対効果が薄いため，平常時から全体の使用量を賄うのか，生活用水のみを賄うのか，の判断が必要である。飲料水なら浄化装置（ろ過と殺菌が必要）が必要になるが，例えば都立広尾病院の飲料水使用量364㎥の浄化装置を毎日稼働させるのは経済効率からも良い選択肢とは言えず，地下水の宝庫と言われた熊本でも，地震時には地下水の利用は必ずしも機能しなかった。生活用水ならろ過のみで済み，危機管理上からも生活用水を賄うような地下水の利用が妥当と思われる。また，熊本地震で有効性が注目された「地下水ろ過膜システム」も岩盤地層により地下水の保有が困難な場合や井戸掘削にて海水が揚水されると塩分除去には高コストが必要になることから必ずしも万能ではない。

水道管の耐震化に関しては，地域較差があることを知っておく必要がある。熊本は基幹管路の耐震適合性は高くとも管路全体での耐震化率は低く，基幹管路から三次医療機関や災害拠点病院への管路の耐震化率の向上が望まれる。一方，東京都は三次救急医療機関までの供給ルートが耐震化されている（図2-11）。

さらに，水供給体制では水の分配に関しても，外部からの一般家庭や医療施設やその他施設などへの水の供給割合，外部から供給を受けた医療施設内部では飲料用・医療用の水の供給割合を検討することも必要で

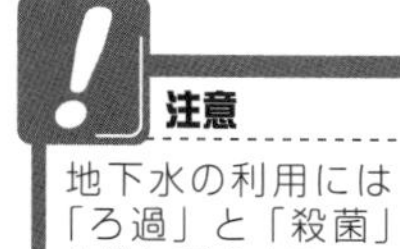
注意
地下水の利用には「ろ過」と「殺菌」を常に考慮する。

Word
地下水ろ過膜システム = 深井戸からくみ上げた地下水を各種のろ過膜で処理し，より安全な水を生成すること

Word
基幹管路 = 導水管，送水および配水本管

熊本市（水道管の耐震化について）

熊本市では，従来から主要管路の一部に耐震管を採用していましたが，平成17年からは，主要管路はもとよりすべての管路について耐震管（耐震継手を有するダクタイル鋳鉄管等）を採用しています。また，平成24年度には，熊本市地域防災計画書で定められた想定地震に対する水道管の被害予測を行い，この調査結果をもとに，「老朽度」・「管の種類」・「緊急輸送路」等を考慮し，管路更新の優先順位を決定し，耐震化を進めています。

平成26年度末現在，耐震適合性のある基幹管路の割合は，74.0%に達しています。これを平成30年度までに80%まで引き上げることを目標に整備を進めています。一方で，管路全体での耐震化率は22.0%となっています。加えて，昭和40年代～50年代に整備した管路が，更新時期を迎えることから，老朽管の更新需要も増加することが予想されます。こうした管路の耐震化や老朽管の更新には費用がかかります。お客さまからいただいた水道料金はこうしたことにも使われています。

東京都（三次救急医療機関，首都中枢機関等への供給ルートの耐震化事業）

日頃から水道事業にご理解とご協力をいただき厚くお礼申し上げます。水道局では重要施設へ供給する水道管の耐震化事業を実施しています。本事業の趣旨は下記のとおりですが，工事等へのご理解，ご協力を

1. 背景及び事業目的
水道局では，現在，老朽管の取替や水道管のネットワーク化など震災対策に精力的に取り組んでおりますが，震災時に都民生活と首都東京を支えるという観点から，医療救護活動の拠点となる病院や地震時の指揮命令機能にかかわる首都中枢機関等への供給ルートとなる管路については，早期に耐震化を実施していくことといたしました。

2. 事業内容
①下記施設（365施設）への供給ルートとなる水道管を耐震化します。
・首都中枢機関（政治・行政・経済等）　60施設
・三次救急医療機関を含む災害拠点病院　66施設
｝平成23年度までに実施予定
・二次救急医療機関　191施設
・区市役所，町役場（本庁）　48施設
｝平成28年度までに実施予定
②耐震化の対象範囲は，水道局の配水管とお客さま所有の給水管（水道メータまで）です。

3. お客さまへのお願い
1）当局工事へのご協力をお願いいたします。
この事業は，水道管の配水管だけでなく，お客さまの給水管についてもメータまで一体とした耐震化を行い，震災時における給水を確保することを目的としております。

この事業を行うには，
①お客さま所有の給水管を取り替えること
②お客様の敷地内を掘削すること

となることからお客様のご承諾が前提となります。（費用は全額水道局負担）
つきましては，本事業の趣旨をご理解いただき，工事へのご協力をよろしくお願いいたします。

図2-11　熊本市の水道耐震化（左）と東京都の三次医療機関への水道耐震化

［左：熊本市上下水道局HP（http://www.kumamoto-waterworks.jp/?waterworks_article=15872）より作成］
［右：東京都水道局資料（http://www.waterworks.metro.tokyo.jp/suidojigyo/torikumi/kenkyukai/pdf/k_kaisai_26_05.pdf）より作成］

Word

Ready = 米国国土安全保障省が開設している災害対策HP

ワンポイント

ノロウィルスはアルコール抵抗性が高く，次亜塩素酸ナトリウム，加熱，熱湯，高温スチームが良いが，現実的なのは手洗い励行。

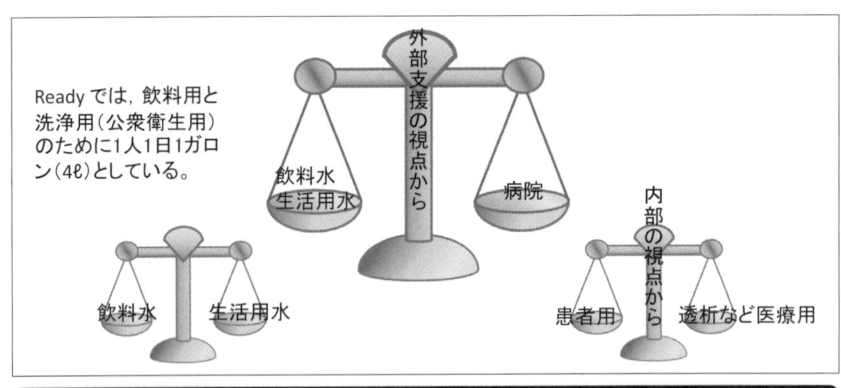

図2-12　水の供給の分配

[https://www.ready.gov/ja/be-informed]

ワンポイント

水資源欠乏時には使用する水の再分配を考える。

表2-20　透析や検査に必要な水分量

基本的な透析液流量は，多くの施設で500mL/minなので，4時間透析では
0.5L×60min×4h=120L
シングルパルス方式の透析施設では，その日の透析を受ける患者をかけた量が1日必要水分量
120L×〇〇人＝透析に関する1日の総水分量
※透析前の洗浄や透析液の濃度調整後の洗浄，消毒などにも大量の水を使用する
⇒電気・水道が止まっても可能な腹膜透析も考慮する必要がある

■検査結果の信頼性と運用効率向上を実現
デジタルケミストリーを採用した全自動免疫生化学統合システム ビトロス® XT 7600は，免疫検査，生化学検査，血中薬物濃度を幅広くカバーする測定メニューを用意し，容易なメンテナンスと簡便な操作性で運用効率の向上を実現しています。〈中略〉また，ビトロス®シリーズは生化学測定においてドライケミストリー法を採用していることから，水が不要で給排水設備も必要としないため，災害時などの検査体制の維持にも役立ちます。
（オーソ・クリニカル・ダイアグノスティックス株式会社パンフレットより改変のうえ引用）

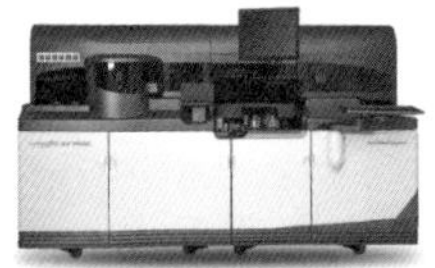

<800床クラスの大学病院の例>
- 1日の必要上水量：800t
- 使用している主メーカーの生化学検査機器1台の1日の使用上水量：約1.6t（注：使用純水量は約0.32t）
- 3台の生化学検査機器保有：3台フル稼働した際の1日の使用上水量：約 4.8t（注：使用純水量は約0.96t）
- 生化学機器の病院全体での使用率（1台の場合）：0.2%＝1.6t / 800t X 100
- 生化学機器の病院全体での使用率（3台の場合）：0.6%＝4.8t / 800t X 100

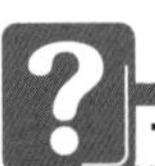

Think

検査室で使用される水は病院全体で使用される水の何%なのか？
それによっては大きな課題となる。

ある（図2-12）。

特に，水の備蓄が減少した場合には，透析に使用する水の他に，検査機器などに要する水も考慮するべきである（表2-20）。平常時からの水確保対策，すなわち，ハード面の対策はあくまで「防災意識」であり，水の供給が得られない場合の対応，すなわちソフト面対策が「減災」であり，BCPには「減災意識」が反映されなければならない。

③ガス

ガス自体，日常生活では給湯や調理が主であるため災害の急性期には必要性が低く，また，急性期では火災の危惧があり，従来からライフラインとしての優先順位は低いと考えられてきた。最近，ガスを電気エネ

表2-21　液体酸素のボンベへの変換

毎週木曜日に10tの液体酸素が充填されると仮定

液体酸素タンク（10t）
満杯であれば，2週間の備蓄量
通常，1週間に1度充填（毎週木曜日に満了）

10t⇒有効容量9,960L（気体）
⇒気化した場合8,964m³=8,964,000L（気体）
7,000L（大）ボンベ：46.7L（圧縮）⇒7,000L（気体）
⇒例えば，5L/minで流すと23時間20分
500L（小）ボンベ：3.4L（圧縮）⇒500L（気体）
⇒例えば，5L/min出流すと10時間

貯蔵している液体酵素を7,000L，500Lボンベに換算すると
8,964,000÷7,000＝1,281本,8,964,000÷500＝17,928本

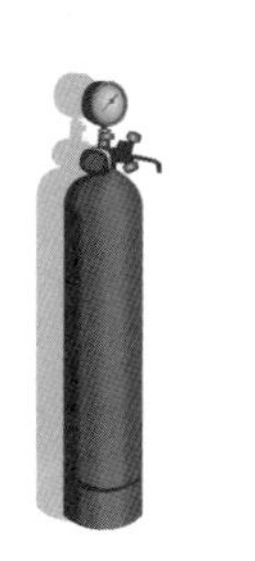

ルギーに変えるコジェネレーション発電が医療施設で電気の多重化として採用され，中圧ガスの有用性が再認識されてきた。

④医療ガス

発災日が液体酸素の充填日の前か後かを把握することは重要であり，そのためには充填日が何曜日かを知っておくことである。充填日直前の被害が一番医療ガスが不足するからである。

また，充填された液体酸素が実際には酸素ボンベ何本に相当するかを平常時から知っておくことが災害時のsurge capacityに役に立つ（表2-21）。

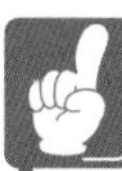

ワンポイント

充填される液体酸素は具体的に酸素ボンベ何本に相当するか知っておくと災害時の酸素節約につながる。

多数の呼吸不全患者発生時には人工呼吸器装着患者のトリアージ（どの患者に人工呼吸器を装着するか）は必要であるが，他の有効な手段・人材が確保できるまで一時的なバッグバルブマスク換気が適切とされている。しかし，バッグバルブマスク換気は人工呼吸器に比し10～15L／minの高流量の酸素を使用する。通常では病院自体が高流量酸素供給に対応していないため，多数のバッグバルブマスク換気を行うと酸素供給システムの急激な圧力低下を招く可能性が高い。さらに，家族が付き添い換気してくれる傷病者と家族がおらず換気してもらえない傷病者の間には倫理的な問題があり，さらに換気を中断することにより傷病者が死亡するという精神的負担を換気する個人に負わせてしまう問題もある。

ワンポイント

大災害時には人工呼吸器の代用としてのバッグバルブマスク換気は必ずしも推奨されない。

⑤食料

公衆衛生上も今後重点的に考える必要があるのはゴミの問題と思われる（図2-13）。長期保存可能な携帯型食料の備蓄への変換などゴミをださない工夫を実践する一方で，ゴミ集積・収集・運搬など行政側の対

熊本地震：益城町 2016年4月17日

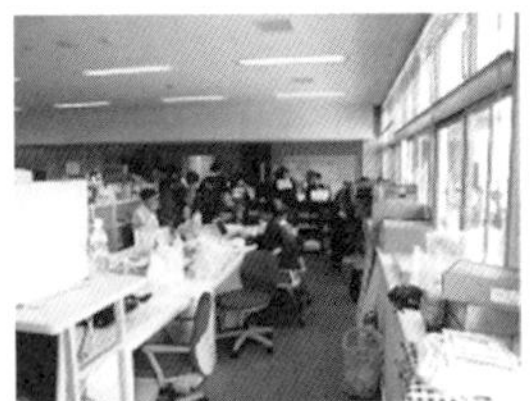

益城町健康福祉センター
DMAT 定点医療救護所

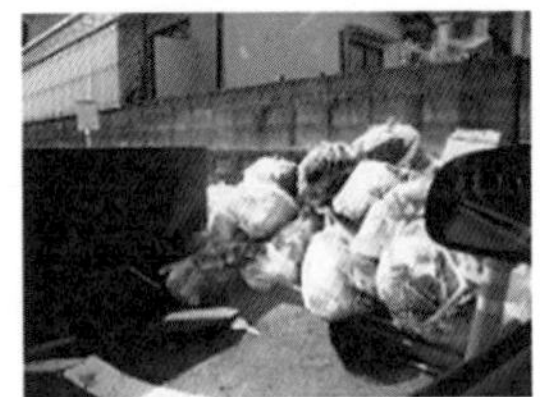

センター前の道路脇のゴミ集積

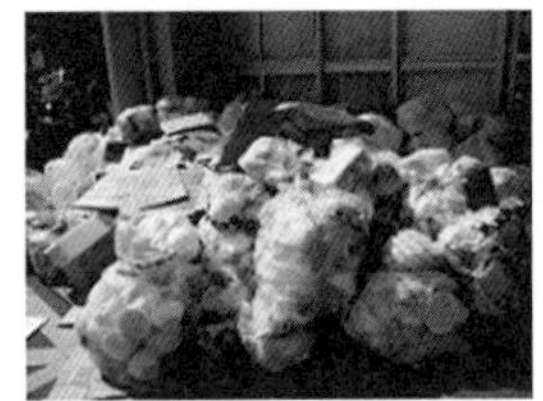

医療救護所の入口の左隣にゴミ集積

図2-13 熊本地震発生時のゴミ

表2-22 情報の信頼性

警報に対する信頼
①多様な手段の活用
②発信元の明示
警報のわかりやすさ
①用語への配慮
②行動指針の明示
→ 物理的な条件整備は必須

『狼少年効果』⇒False alarm:誤警報
結果的には災害に至らなかったのに災害の警報を出した結果，警報システムに対する信頼性が失われる効果・現象

『居眠り羊飼い効果』⇒Miss:見逃し・不警報・欠報
災害が起こるのに警報を出さず，警報システムの信頼性が失われる効果・現象

ワンポイント
警報システムの精度アップ，フォールスアラームに対する合意形成が重要となる。

応が望まれる。

⑥通信・伝達と情報の課題

衛星携帯などのハイテク装備は必要であるが，これらのものが使用できない時の，人力による伝令も最悪想定しておくことが大事である。また，最近普及している携帯電話を利用した安否情報システム（職員の安否確認と同時に参集可能の是非を問う）も必ずしも万能ではないため，医療職ではむしろ自ら安否を知らせるcallback policyが望まれる。

ワンポイント
情報の伝達は「伝わる／伝わらない」という純粋に工学的な問題だけではなく，情報を処理してしまう人間の特性も加味した人間工学的な問題である。

情報の物理的な条件整備を行う一方，狼少年効果や居眠り羊飼い効果などに対して情報の信頼性を高めておく必要がある（表2-22）。さらに，多くの人が情報に飢えているにもかかわらず，正確な情報が不足している災害時の状況では偽情報である流言やデマが広がりやすい。平常時から情報に対するliteracy（リテラシー：情報を見抜く力）を向上させることも忘れてはならない。

Word
literacy（リテラシー）＝①読み書き能力，②コンピュータの知識・利用能力，③情報活用能力

⑦その他

表2-23　東日本大震災に伴う医薬品供給への影響

主な要因	日付	内容
物流ｾﾝﾀｰ被災	2011/3/14(月)	戸田物流センター損傷により，出荷不能状態
	2011/3/16(水)	東京物流センター出荷不能
原料	2011/3/23(水)	エンシュア　リキッド，エンシュアH　缶容器不足により製品製造困難
工場被災	2011/3/14(月)	キンダリー透析液　　品薄，サブラッド血液ろ過用補充液BSG 困難，生理食塩液　　品薄，製造及び出荷に支障
	2011/3/16(水)	当院採用１９品目供給困難
	2011/3/17(木)	２工場操業停止
	2011/3/17(木)	ディナゲスト錠　パルタンM錠　在庫不足 代替薬への切替依頼（本社工場操業停止）
	2011/3/18(金)	ノバントロン注10mg･20mg　品薄
	2011/3/19(土)	18品目の品薄
	2011/3/23(水)	テレミンソフト供給困難
	2011/3/24(木)	アレロック錠の一部出荷制限
	2011/3/25(金)	被害工場の状況報告
	2011/3/25(金)	モーラステープL40mg品薄見込み モーラステープ20mg増産予定なし→　広尾分確保依頼
	2011/3/28(月)	プロタノールS錠　出荷制限
	2011/3/28(月)	出荷調整(２８品目）
	2011/3/29(火)	フルイトラン1mg錠安定供給不能
	2011/3/29(火)	リボトリール錠0．5mg　生産停止　品薄状態
	2011/3/30(水)	金ヶ崎工場被災による品薄可能性(麻薬･抗生剤)
	2011/3/30(水)	アルサルミン細粒，シグマート錠，ジゴシン錠　品薄状態
	2011/4/4(月)	アルサルミン細粒，シグマート錠，ジゴシン錠，ピドキサール錠　レスプレン錠 エポジン注シリンジ　品薄状態
	2011/4/7(木)	テルモ生食　テルモ糖注5%　代替品使用のお願い GW前出荷予定
	2011/4/8(金)	クラビット点滴静注　ポンタールカプセル125mg　おたふく生ワクチン　の品薄
	2011/4/19(火)	ハーセプチン　希釈用生理食塩液なし　製品発売　（包装設備被害により）
	2011/4/19(火)	エポジン注シリンジ　包装形態変更(包装設備被害により) 750･1500については1シリンジ包装中止し10シリンジ包装のみ
	2011/5/11(水)	デュファストン錠の供給制限
	2011/5/23(月)	オキシコンチン上5mg，10mgの出荷調整(6月から7月)
工場被災･注文増加	2011/3/23(水)	エレンタール供給困難(一時操業停止と通常注文を大きく上回ったため)
	2011/3/25(金)	ラコール配合経腸用液　供給困難(花巻工場被災)
	2011/4/4(月)	ソルラクト　供給不能　代替品使用のお願い
工場被災･注文増加･計画停電影響	2011/3/29(火)	イコサペント酸エチル粒状カプセル　生産遅延及び減産
倉庫被災･発注増大	2011/3/18(金)	輸液栄養製品の出荷制限
計画停電･輸送機関混乱	2011/3/30(水)	納期遅延
注文増加	2011/4/6(水)	ニコランマートの需要が数倍増加しているが，既存の使用施設へは従来量は確保する

記載例

都立広尾病院の１例

エレベーターは重要なライフラインと言え，再稼働だけではなく，エレベーターの災害時の可動など本質的な問題を考えるべきであろう。2009年9月28日，建築基準施行令の一部改正により，エレベーターのリニューアルにおいて確認申請が必要となる場合には，EER-P（P波センサ付地震時管制運転装置）の設置が義務付けられている。また，東京都では「1ビル1台復旧ルール」という地震発生時にすべての住宅・建築物を棟単位で最低限の縦動線を確保させていくルール作りをするなど社会全体がエレベーターの地震時の復旧に目を向けている。

また，必要資源の中では，災害用備蓄医薬品は在庫・期限管理だけではなく平常時から不要な物の削除や変更，更新・追加をしておく。東日本大震災では200名に及ぶ透析患者を一度に引き受けた東京都は一時的に都内の透析液が不足したり（表2-23），工場が被災したため血液培養寒天培地が不足したり，福島原発の事故により放射能汚染の可能性のため小児に備蓄用の水を提供したり，ということからサプライチェーンの確保が叫ばれている。しかしながら，日ごろからの経営上，一括購入など特定業者との結びつきが強くなる中で突然代替え業者を指定しても確保は難しく，また，行政が一括備蓄しても誰が運ぶかなどサプライチェーンの課題が残されている。

Word

EER-P（P波センサ付地震時管制運転装置）= これを備えたエレベーターは地震の初期微動P波を感知すると最寄り階に自動停止し，大きな揺れ（S波）が来る前に迅速な避難が可能となる。その後S波センサが作動し揺れが小さい場合は自動的に運転を開始する。建築基準施行令の一部改正（2009年9月28日）にて，エレベーターのリニューアルにおいても確認申請が必要となる場合については，本装置の設置が義務付けられている。

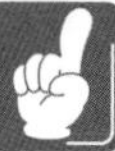

ワンポイント

エレベーターはライフラインのひとつ。

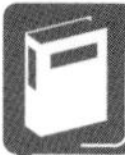

Word

1ビル1台復旧ルール = 地震発生時にすべての住宅・建築物を，棟単位で最低限の縦動線を確保していく1ビル1台の復旧を行う方法。建物のすべてのエレベーターを復旧させる場合と比べ約30%程度時間の短縮ができるとされる。

2-6

災害時のデマ・流言

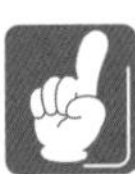

ワンポイント

支援金・義援金
支援金 ＝ 自分が応援したい団体，関心がある分野の団体を選んで寄付し，被災地の支援活動に役立ててもらうお金。避難所へのトイレ設置，ボランティアセンターの運営などに使われる。
義援金 ＝ 被災者にお悔やみや応援の気持ちを込めて直接届けるお金。個人や企業などから寄せられた義援金は，各自治体の義援金配分委員会で協議のうえ，市町村を通じて被災者に直接届けられる。

Word

KC3（熊本サイバースリー）
熊本県内4つの大学の学生が熊本県警サイバー犯罪対策課と連携し，有害な書き込みを監視している。北海道胆振東部地震でもデマ情報の拡散を防ぐ「サイバーパトロール」を実施。

▶▶ 災害時の情報とその課題

さらに，インターネットやSNSの普及により，災害時の流言やデマが被害を拡大する可能性や事案が報告されている。流言とは根拠が不確かでありながらも広がってしまう情報であり，デマとは政治的な意図を持ち相手を貶めるために流されるものである。「悪意の有無」といった基準では，流言とデマは初期段階でしか区別できない。

荻上チキ氏は「流言やデマが広がるのはそれを信じた人・広げた人が多くいるからであり，それを信じてしまう集団心理や情報環境にこそ注目すべきである。情報創作者・発信者の意図を重要視して「悪者探し」「責任論」に走るのではなく，流言やデマを減らすための「対処法探し」「原因論」が大切である」と述べている。平成30年7月豪雨ではお笑い芸人が西日本豪雨で被災した岡山県倉敷市への支援で支援物資を受け付けていない店舗を，誤って「受け入れ先」とツイッターで呼び掛け，結果として逆に現地の混乱を招いてしまう騒動があった。

▶▶「情報を見抜く力」を養っておくことが重要

北海道で震度7を観測した2018年9月の北海道胆振東部地震では根拠のない誤情報が交流サイト（SNS）や無料対話アプリを中心に拡散し，被災者に不安が広がったとの報道があった。

東日本大震災の流言・デマの特徴は先ほどの荻上チキ氏によれば，

①被害範囲が甚大であったこと
　不安を抱く人，情報が不足する人が多くいた（潜在的拡散者）
　被害の全貌がつかめない状態が続いた
②情報技術が浸透して以降の大震災であったこと
　インターネットを通じて時間や場所を超えて瞬間的に共有された
　圧倒的な情報不足から憶測に基づく流言などを多く拡散してしまった
③原発事故という要素があったこと

原発の問題で，いつまでも復興段階に移行できず，不安感情が残り続けた

を挙げている。災害時に多くの混乱した情報に惑わされないためには，情報を見抜く力，リテラシーを日ごろから養っておくことが重要である。リテラシーの底上げには過去の流言やデマの事例を知っておくことや「疑似的に騙されるという追体験をすること」というような流言ワクチンを接種することを荻上チキ氏は薦めている。

Column

医療の継続からみた耐震・免振

災害拠点病院の耐震性の確認や充実が叫ばれている。昭和56年以降の新耐震基準の目標は，地震によって建物がこわれないようにすることではなく，「建物を使う人の安全を確保する」である。また，「新耐震基準は1度目の地震に耐えることを前提としており，何度も大きな地震が続くことは想定しておらず，大地震は2度目が来るとボディーブローのように柱や梁にダメージを与え，被害が大きくなる。

実際に2016年4月22日,「耐震補強100%の熊本の学校が相次ぎ破損した」との報道があった。新基準は「1度目を耐え, その間に補修し2度目の大地震に備えるため」の法改正であった。耐震はあくまで建物内の人間が潰されないよう安全を確保するものであって，建物を使用して医療を継続することを保証している訳ではない。同様に免振も建物内での作業を保証するものでもない。

医療という事業を継続する上で耐震・免振を過信してはいけない。日本建築防災協会認定の応急危険度判定士とは，ボランティアの民間の建築士等に応急危険度判定に関する講習を受講後「応急危険度判定士」として都道府県が養成，登録を行っている制度である。大地震により被災した建築物を調査し，その後に発生する余震などによる倒壊の危険性や外壁・窓ガラスの落下，付属設備の転倒などの危険性を判定して，人命にかかわる二次的災害を防止することを目的としている。建築物の見やすい場所に判定結果を表示し，居住者はもとより付近を通行する歩行者などに対してもその建築物の危険性について情報を提供する。判定は建築の専門家が個々の建築物を直接見て回るため，被災建築物に対する不安を抱いている被災者の精神的安定にもつながる。災害拠点病院の診療継続を図るためにも病院専従の応急危険度判定士の存在が求められている。

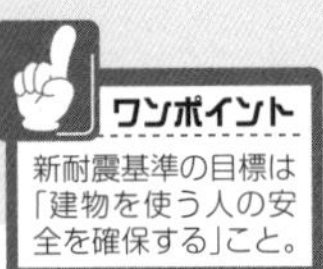

ワンポイント
新耐震基準の目標は「建物を使う人の安全を確保する」こと。

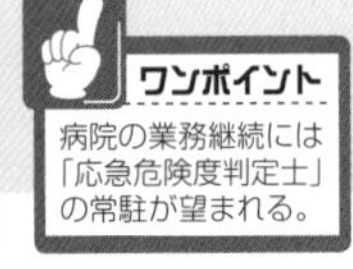

ワンポイント
病院の業務継続には「応急危険度判定士」の常駐が望まれる。

第3章

BCP/BCMにおける訓練の意義

3-1 BCP/BCMにおける訓練の意義

▶▶ 資源不足を想定した研修・訓練が必要

2018年9月6日に発生した北海道胆振東部地震では「厚生労働省によると, 人工透析に影響が出た医療機関は7日正午現在で42施設あった。停電の解消などにより，減りつつある。ただ，日本透析医会の山川智之常務理事は「本来の透析の間隔がずれたり，（1回の透析にかける）時間が短縮されたりした患者がいる。不整脈や心不全を起こしていないか体調を注意深くみていく必要がある」と語る」との新聞報道があった（朝日新聞ウェブ版2018年9月8日付）。多くの病院関係者はこの記事を読み，このような事態に陥らないように電気や水のライフラインの充実や確保に重点を置いた対策をとると考えられるが，これのみではBCPの観点からは本質的な課題の解決にはならない。どんな準備をしたとしても，絶対的あるいは相対的資源が不足するのが災害である。資源が不足した状況下でも創意と工夫により傷病者に対応していくことがBCPの本質である。

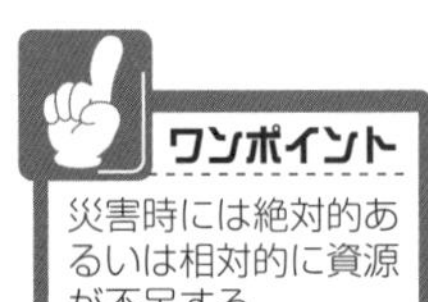
ワンポイント
災害時には絶対的あるいは相対的に資源が不足する。

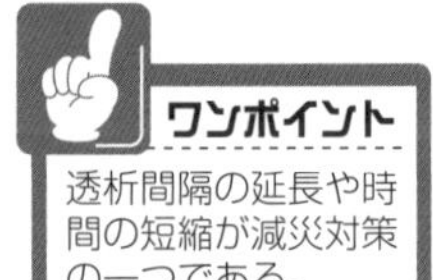
ワンポイント
透析間隔の延長や時間の短縮が減災対策の一つである。

この記事では病院は電気や水が不足した際の透析を透析間隔の延長や透析時間の短縮で対応しているが，これがまさにBCPの実践である。透析の回数や時間を短縮すれば，当然のごとく，透析患者にリスクを強いることになる。本当に資源枯渇に近い状態になった時には，患者の状態とリスクを天秤にかけ，患者の安全に配慮しながら，治療を継続していくことが望まれる。今回の地震のような北海道全体のブラックアウトや広範な水不足の状況下では患者とリスクを鑑みながら，復旧されるまで自助努力する以外方策はない。

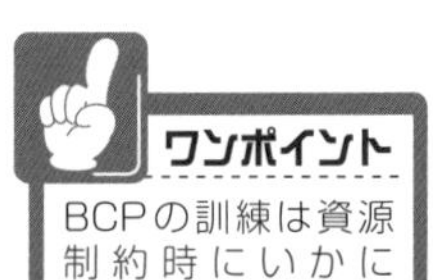
ワンポイント
BCPの訓練は資源制約時にいかにsurge capacityを増加させるかの訓練。

多くの災害訓練では自院で透析困難もしくは不可なら転院させる筋書きになっているが，これはBCPの訓練ではない。BCPの訓練とは資源制約時にいかにsurge capacityを増加させ得るのか，すなわち，前述のように透析間隔の延長や透析時間の短縮で対応することであり，BCPの内容定着のためには実際の想定，資源不足時の医療の在り方，

表3-1　訓練の目的と獲得目標

【目的】 医療職として，多数傷病者発生時の病院前(現場および救護所)，病院(救急部門だけではない)の活動を想定し，実践的な訓練を行うことにより，災害時に「一人でも多くの命を救う」 【獲得目標】 ● 早急な治療の必要性が有効な資源を超えた状況下でのトリアージ ● 傷病者による大きな負担が必要な自身の専門外の初期救急治療 ● 有効ではない高度な技術ではなく，簡単な診断治療を行う ● 必要に応じて資源の再分配，組織の知識や組織人としての役割を知った組織の一員として活動 ● 医療システムの中で脆弱な高度なシステムのバックアップとして予備システムを活用する能力

［Lennquist S, Montan KL：Education and training. Medical Response to Major Incidents and Disasters：A Practical Guide for All Medical Staff. Springer-Verlag Berlin Heidelberg, Heidelberg：379-405, 2012をもとに著者作成］

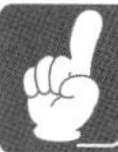

ワンポイント
教育は，計画，組織化，装備と同様，もしくはそれ以上に重要。
これまでの訓練は主に多数傷病者の現場対応に力点が置かれてきた。

に対して効果的な研修・訓練を行う必要がある。

BCPに基づいた訓練の必要性

災害訓練における本部の流れは形式的なものであり，従来から災害訓練は災害対応マニュアルに準拠したトリアージや重症処置区域における治療方針や手順など主に多数傷病者の現場対応に主眼が置かれてきた(表3-1)。

業務継続のための戦略がBCP，戦術がアクションカードであり，戦略あっての戦術であるにもかかわらず，戦術としてのアクションカードを戦略であるBCPより優先してきたことが従来の訓練の問題点と言える。大災害時のBCPは，資源がない，時間がない状況下のdecision makingという点では戦術的戦傷治療と似ていると言われている。戦いに勝つ戦略(BCPに相当)があって戦う方法として戦術(アクションカードに相当）がありはじめて作戦が成功するのであり，戦略に則った訓練，すなわち，BCPに則った訓練が必要である。

ワンポイント
BCP訓練の目的はトリアージや初期治療などの具体的手順を示すものではない。

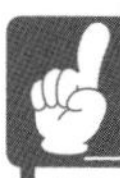

ワンポイント
BCPは戦略でありアクションカードは戦術。

Word
戦術的戦傷治療＝Tactical Combat Casualty Care

訓練と災害訓練

訓練（training）とは修練一連の動きあるいは方法または訓練される過程あるいは経験を指し，試験（testing）と実習（exercise）がある。試験は人の知識・能力・資格を決定するための質問，問題，習練の一連セットであり，実習は実際的な活動や行動や実践，身体または心理学的トレーニングや成長のための活動であり体系的な研修を意味する。実習にはさらに図上（机上）訓練（tabletop exercise)，ゲーム（games)，教室実習（classroom exercise)，部門別機能訓練

表3-2 訓練の手法

seminar	非公式の議論で，参加者を新しいまたは最新の計画，方針または手順に順応するようにできている
workshop	セミナーと似ているが，試案あるいは方針のような特殊なものを作るために使用される
tabletop exercise	非公式のセッティングでシミュレーションされたシナリオを議論するカギとなる人材が関係する。計画，方針，手順を評価するために使うことができる。
games	しばしば2つ以上のチームが関係する作戦のシミュレーションであり，通常は競争環境にあり，実際もしくは仮想現実の状況を表す規則，データと手順を使用する。
operation-based exercise	計画，方針，合意と手順を確認して，役割と責任をはっきりさせて，作戦環境の資源ギャップを確認する。この中にdrillが含まれる。 drill：通常，一つの物において一つの特定の作戦または機能を試すために使用される調整，管理された活動である（例：消防が除染ドリルを行う）。
functional exercise	多種多様な機関調整センター（例：EOC，共同の出先事務所）間の調整，指揮，命令を調べ確認する。戦場で実際に戦っている対応（例：リアルタイムに事件に応えている第一応答者または救急当局）は含まない。
full-scale exercise	機能的対応（例：共同の出先事務所，EOC）や戦場で実際に戦っている対応（例：模擬犠牲者の除染をしている消防士）を含む多機関，多司法権，多専門の訓練。

［CHA Hospital Preparedness Program（https://www.calhospitalprepare.org/post/what-difference-between-tabletop-exercise-drill-functional-exercise-and-full-scale-exercise）をもとに著者作成］

Word

EOC = emergency operation center

ワンポイント

訓練としてはfull-scale exerciseが重要。

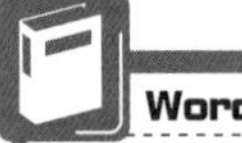

Word

限定合理性

ハーバード・サイモンによって概念化された経済主体は「合理的であろうとするが，その合理性には限界がある」という概念。将来の不測事態をすべて予見したり，最適な行動を計算に入れたりすることはできないという人間の知的能力の限界を指す。経済主体の行動として生涯効用の最大化といった極限までの合理性を前提とせず，あらかじめ定めた限られた範囲での次善的な最適化に止める。

何が起こるかわからない場合の期待効用の計算のように，そもそも最適な選択が不可能な場合にも適用する。過去の経験や動物的な勘に頼った意思決定や満足化基準が考えられる。

(functional exercise)，総合訓練（full-scale exercise）などがあり，目的や獲得目標により適切なものを選ぶ（表3-2）。

管理監督者（指揮者）になる可能性のある者は実践的な訓練を通して迅速かつ正確な決定を下せるよう平常時からの鍛錬が必要であり，そのためにはfull-scale exerciseが重要と言われている。

一般に災害訓練に求められるものとして，

- 可能な限り現実に近い，すなわち，可能な限り実際の事案に要求される資器材・人員を使う状況を設定すること
- 一つの組織や機構による一つの作戦や行動に焦点をあてるのではなく機構組織の機能的な相互作用を確認する
- 完全な推論能力や情報処理能力を備えているという意味の合理性に対し，情報や伝達の乏しい災害においては限定された能力しかもたない限定合理性が認容されること
- 災害対応はすべての人にあらゆる機能を実行させるのではなく責任がある個人を特定すること
- 対応する人の役割に特定な，かつ，能力に基づいた訓練プログラムであること
- 各個人は適切に仕事をするのに必要な知識，技能，能力，および態度を持つこと

・緊急事態対応計画における弱点を特定する過程として役に立つこと
・短所を明確にするため対応計画の弱点を特定すること

が挙げられる。

訓練には，①特殊な課題に対応するのに十分なレベルに到達させ，その能力を維持するための修練，②治療中に重要かつ必要な処置を頻回に実行できるよう重要かつ必要な処置を多く，そうでない処置を少なくするという訓練中の処置の頻度を変える，という2つのステップがある。さらに，いくつかの処置は重要で非常に複雑であるため訓練の持続が必要である。大地震発生時の多数傷病者発生では非常に簡単なプロトコルが必要となり，また，その場限りの基本で実施されるため「Just In Time Training」と呼ばれる訓練も必要である。

exerciseとdrillは論理的には同じであり同様に扱われるが，前者は予期された想定や方法に沿って練習させ受講生にその能力を維持させることを主眼とし型通りの訓練を熟知するまで何回も同じ訓練を行う。後者は型通りではない予期しないシナリオで行われ，訓練ごとに一部異なる想定を付与し突発的な出来事に対する融通性などを養うことで，精度管理のために将来の訓練を改善する方法を模索する。受講生の能力や目的によってexerciseとdrillを使い分け訓練の質を向上させる。

Word

Just in Time Training＝必要に応じてではなく，必要な時にだけ新しい知識やスキルを習得すること

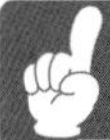

ワンポイント

訓練の質を向上させるにはexerciseとdrillを使い分ける。

▶▶ BCP訓練

災害時の医療の到達点は想定内および想定外の傷病者の治療能力を改善・向上させることである。そのためには新しい手法や学問的技術的進歩を常に取り入れ病院機能を発展させ，同時に災害の予測や対応に有効な礎となる災害対応管理原則を探求する必要がある。しかし残念ながら自然災害は被害が甚大である一方，頻度が低い出来事（high-consequence／low-frequency events）のため教育としての題材に乏しい。災害時の傷病者の被害を最小限にし資源欠乏下の資源の最大活用のために現実的かつ実際的な到達点は傷病者の治療や診療継続に関わる情報を可能な限り管理検討・分析し最大の効果を上げることである。

BCPの図上訓練と称する多くのものにみられるような，「あなたは現場にいました。その時どうしますか」とか，「傷病者が多数来院していますが，病院も被害を受けているなかでどうしますか」など，BIAも対象も絞らずに行う一般的な質問ではなく，質問は非常時に割り当てられたBCP活動に対して職員の知識の有無を決定することに関わるものにすべきである。例えば，

・緊急事態が発表された後，最初の会議の場所はどこですか？

ワンポイント

自然災害はhigh-consequence/low-frequency events。

注意

BCPの図上訓練には，職員に割り当てられた業務に関する具体的な質疑応答が必須。

・緊急事態対応チームの隊員としてあなたの責任は何ですか？
・緊急事態が発表された後，災害対策本部に，誰が，どんな手段で，どの電話番号に報告するべきですか？
・すぐに連絡する必要のある職員は誰ですか？
・緊急連絡先の人に連絡がつかなければ，どのような手段で連絡するのですか？
・現在の緊急時通報リコールリストを知っていますか？

などである。

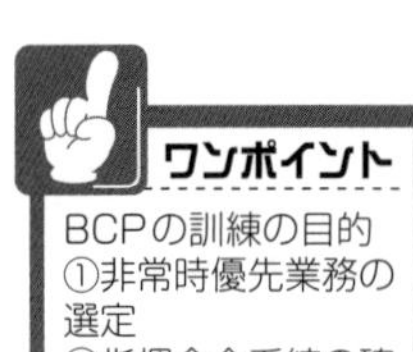

BCPの訓練の目的
①非常時優先業務の選定
②指揮命令系統の確立・維持
③想定外の事態への対処

BCPは現場対応そのものではなく，現場対応を管理し業務継続を図ることが目的であるため，BCPの訓練は非常時優先業務の選定，指揮命令系統の確立・維持，想定外の事態への対処を目的として行う。

3-2 優先業務選定につながる二次元展開法

非常時優先業務選定と被害への対応業務優先度の選定

優先業務策定の例の項でも記述したが，あらかじめ策定された優先業務一覧表はその時点の資源によってはすべてが実行できるわけではない。フェーズ毎の優先業務を復唱させたり，あらかじめの優先業務の一覧をすべて実行できるような訓練を行うのではなく，発災後の各時期に行うべき優先業務一覧の中からその時期のBIAを鑑み実行可能な業務を選択する。例えば，4日から7日間で行うべき優先項目B，C，D，Eの4業務のうち，その時点のBIAなどのプロファイリングから優先順位を選択し実行する（図3-1）。

何を優先すべきか視覚的に認識する

選定した優先業務を実行するために，各部門から上がってくる被害に対して対応の優先度を決定する必要がある。制限された資源下にどの業

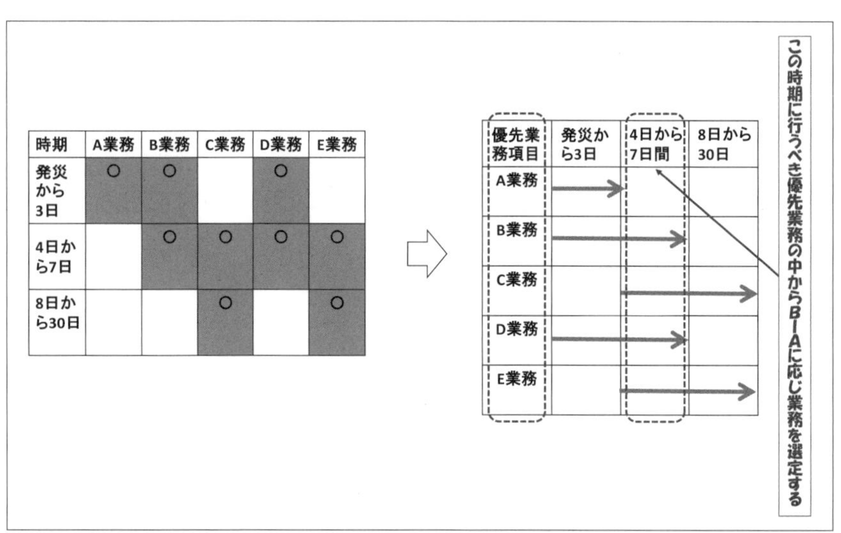

図3-1　優先業務選択の方法論

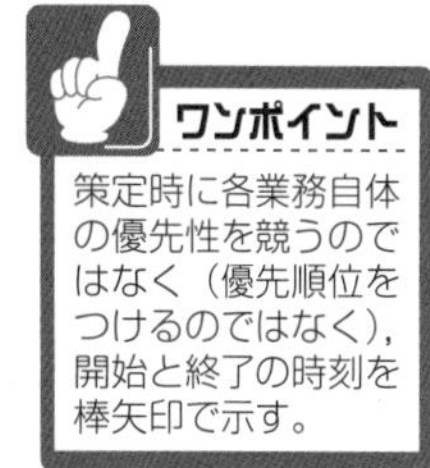

ワンポイント
策定時に各業務自体の優先性を競うのではなく（優先順位をつけるのではなく），開始と終了の時刻を棒矢印で示す。

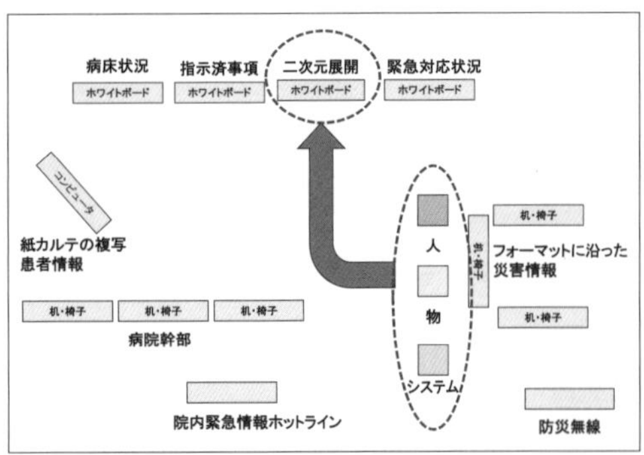

図3-2　災害対策本部での二次元展開法

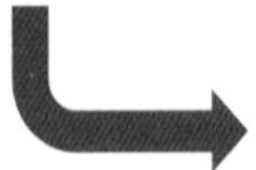

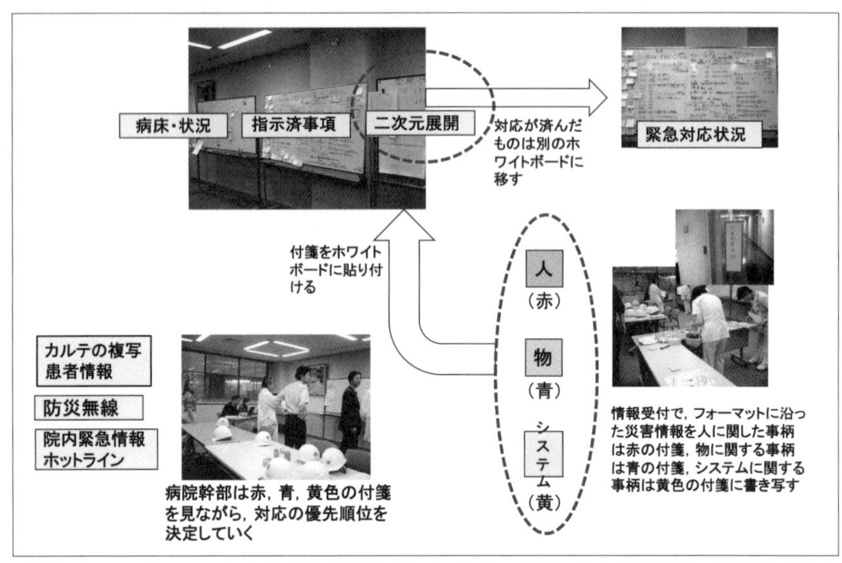

図3-3　災害対策本部（2011年3月11日15：00）における実例

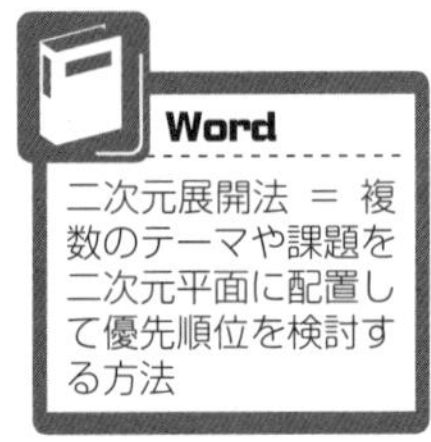

務を優先的に実行してくのかの選定のためにdecision matrix（決定マトリクス）として二次元展開法が用いられる。

決定マトリクスは，リスク緩和計画者（指揮者）が，種々のリスクを頻度（frequency）と程度（severity）に基づく二次元的格子に位置付けることにより，優先度の異なったカテゴリーに分類することを可能にする。

9個の領域と3色の付箋紙を使用

災害対策本部に届けられた各部門の被害状況報告を，受付で人に関する事柄，物に関する事柄，体制・設備・システムに関する事柄，の大きく3つに分類し，各々別々の色の付箋紙に，例えば，人に関する事柄は赤の付箋紙，物に関する事柄は青の付箋紙，体制・設備・システムに関

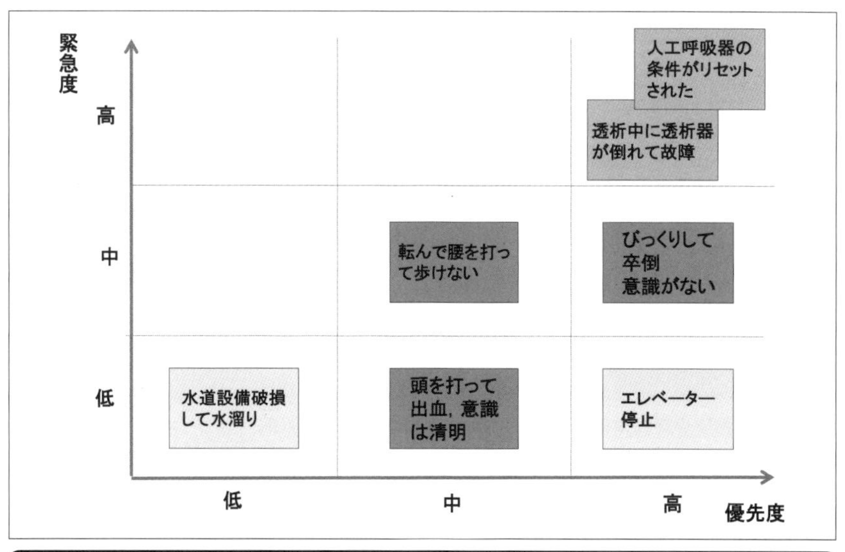

図3-4　二次元展開法の例

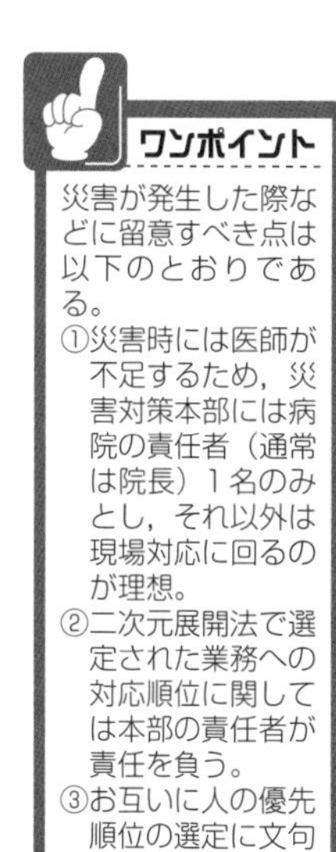

する事柄は黄色の付箋紙，に要点を記載する（図3-2，3-3）。

ホワイトボード上に優先度を横軸，緊急度を縦軸の表を作り，各々の軸に低・中・高の区域を設け，全体で9つの区域を作り，この区域に先ほど策定した付箋紙をその事柄に応じた緊急度・優先度の区域に貼っていく（図3-4）。

被害状況の優先度・緊急度の視覚的・客観的認識を可能にし，異なる職種間・職位間を含む全体の情報共有化が図られ迅速な対応が可能になる。対応が済んだ事柄から対応した時刻を書いて付箋紙を外し，別のホワイトボードに貼付し対応済の事柄が一見してわかるようにしておく。

ここで注意すべきは，エレベーター停止はその再開には業者が来院しない限り復旧しないので，このような対応しようにも対応のしようがないものをcold site facilityと呼ぶ。停電は自家発電機により即座に復旧が可能であるためhot site facilityと呼ばれ，電子カルテは人材がいれば動かせるためwarm site facilityと呼ばれる。二次元展開法にて優先度・緊急度がいかに高度でもcold site facilityであれば対応はできないため対応項目から除外せざるを得ない。

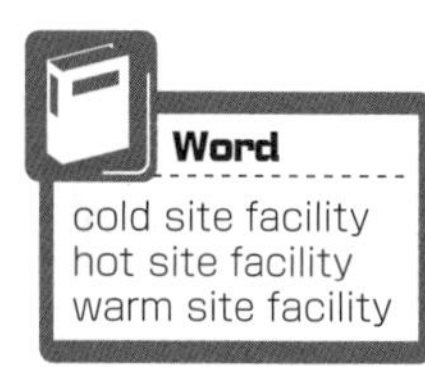
Word
cold site facility
hot site facility
warm site facility

▶▶▶ 優先度・緊急度を客観的に認識可能

当然ながら，優先度・緊急度の高い領域に貼付された事項を早急に対応すべきであり，かつ，色分けした付箋紙では赤の付箋紙，すなわち人に関する事項が優先される。このように，優先度・緊急度，対応すべき事項の優先順位が客観的かつ視覚的に認識され，さらには関係者全員の

表3-3　二次元展開法の訓練：被害想定

- 揺れに驚き，ドレーン（または点滴，チューブ）を引っ掛けて抜いてしまった
- 廊下で転倒　側頭部打撲，意識障害なし　四肢の動き感覚にも異常なし
- ベッド（または車椅子）より落下　右肘間接部打撲　動きと感覚の異常はなし
- 人工呼吸器が停電でリセット
- 透析患者が透析中に透析器が停止
- 手術室で患者が手術台から転落
- 歩行器で胸部を打った
- 車椅子が転倒し頭を打った
- エレベーターに手術後帰室時のストレッチャー患者と看護師が閉じ込められた
- 棚から物が落ちて頭部から出血，意識や麻痺は問題ない
- 狭心症疑いの患者が胸痛を訴え，心拍数が160に上昇
- MRIが非常停止し患者が閉じ込められた
- 内視鏡中に部屋が停電し，内視鏡中の患者がパニック
- 精神科の患者が暴れている
- 頭を打って出血，意識は清明
- 転んで腰を打って歩けない
- びっくりして卒倒，意識がない
- 大声で叫んでいる
- 親を見失った子供がいる
- トイレに閉じ込められた
- 外来注射中に患者に針刺し事故発生
- 化学療法中の患者の点滴が抜けた
- 外来透析器が倒れた
- 周辺の住民が外来に押し寄せ守衛と小競り合いになっている
- 食堂から火が出たと騒いでいる
- 壁に大きな亀裂　患者への影響なし
- 天井破損　建材落下　立っている周囲1m散乱
- 天井が大きく破損　亀裂より汚水漏れ　立っている周囲1m汚水の水溜り
- 窓ガラス破損　周囲1mガラス散乱
- ドア破損　開かない　内部の患者の状況が確認できず
- 収容戸棚が開き，収容物落下　周囲1m散乱
- 水道設備破損　水溜り
- 酸素の配管破損　漏れあり　止まるまで立入禁止
- トイレが詰まり故障
- 水道が断水
- 病室のドアが開かない
- 一部廊下停電している
- エレベーター停止
- 手術室の無影灯が1個落下
- 3階のスプリンクラーから水が噴き出し，患者が水浸しになっている
- 機材の内部より煙
- 監視用モニタが壁にぶつかり故障　患者への影響なし
- 監視用モニタが床に落下　破損
- 薬品庫横転　床の上に薬品，散乱，破損　有毒ガス発生なし
- 透析器が倒れて故障
- 人工呼吸器の条件がリセットされた
- 電子カルテ一部破損
- レントゲンの機械が一部故障
- 薬品が散乱している
- 片付け中に負傷　右手切創
- 点滴が落ちて頭を打った
- 転倒して腰を打ち歩けない
- 机が倒れ足を骨折
- 病室のドアが閉じて胸を打った
- 静脈ライン挿入時に看護師に針刺し事故発生
- 手術中にメスで看護師が手を切った
- 階段を落ちて骨折し，歩けない

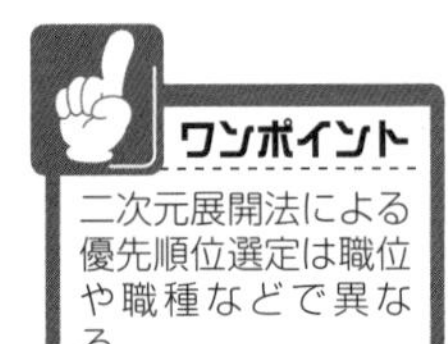

ワンポイント
二次元展開法による優先順位選定は職位や職種などで異なる。

共通の情報共有が可能となり，対応も迅速となる。処理が済んだ事項の付箋紙は二次元グラフから除去していくことにより全体の対応度や進捗状況も評価可能となる。

二次元展開法の訓練はグループに分かれた参加者に表3-3に示すような状況を付与する。参加者はこれらの状況を人に関する事柄，物に関する事柄，体制・設備・システムに関する事柄に分類し，事柄により区別された赤，青，黄色の付箋紙に被害の要点を記載し，ホワイトボードあるいは模造紙に書かれた二次元展開グラフに貼付する。グラフへの貼付が終了した時点で各グループから発表してもらい，グループディスカッションを行う。

情報の共有化や視覚的認識などが向上する一方で，職位，職種，BIAなどにより異なる結果が出ることを認識することも実際の災害時の混乱を減らすことにつながる。

3-3 コンフリクトゲームとクロスロードの相違

▶▶ 災害時のジレンマとどう向き合うか

災害時には阪神・淡路大震災でも指摘されたように，実際の活動にはさまざまなジレンマが生じている。このジレンマは従来の訓練ではあまり重要視されてこなかった。しかし，ジレンマの対応で災害対応の成果は大きく変化する可能性があり，実際に起こりうるジレンマへの対応が重要である。

「大都市大震災軽減化特別プロジェクト」（文部科学省）の一環として，阪神・淡路大震災の教訓を生かすために矢守克也氏（京都大学防災研究所教授），吉川肇子氏（慶應義塾大学商学部教授），網代剛氏（ゲームデザイナー）によって作られた防災シミュレーションゲーム「クロスロード」がある。

Word
クロスロード ＝ 岐路

災害対応にあたった神戸市職員へのインタビューをもとに作成されたカードゲーム形式の防災教材で，クロスロードの問題カードには，「3,000人いる避難所で，2,000食を確保した。この食糧を配るか配らないか」など，どちらを選んでも何らかの犠牲を払わなければならないような「ジレンマ」が多数あり，災害を自分の身近に体験できると同時に，自分以外の多様な考えを知ることができる優れたゲームである。しかしながら，病院の災害対応を実践する際には多様な考えの職員にジレンマを感じさせては混乱を招き業務継続は不可能となる。指導者は常に現場にジレンマを生じさせないよう決断が望まれる。著者は災害時に起こり得るであろうジレンマに対してBCP担当者としてどのような対応を行えば現場にジレンマを生じさせないのかを具体的な例を提示して行うシミュレーションゲームを考え，コンフリクトゲームと称しているので紹介する。

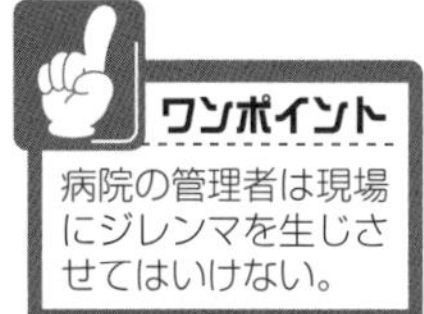
ワンポイント
病院の管理者は現場にジレンマを生じさせてはいけない。

▶▶ 現場のジレンマを避けるのは幹部職の役割

クロスロードでは前述のようにジレンマを体験させ，自分以外の多様

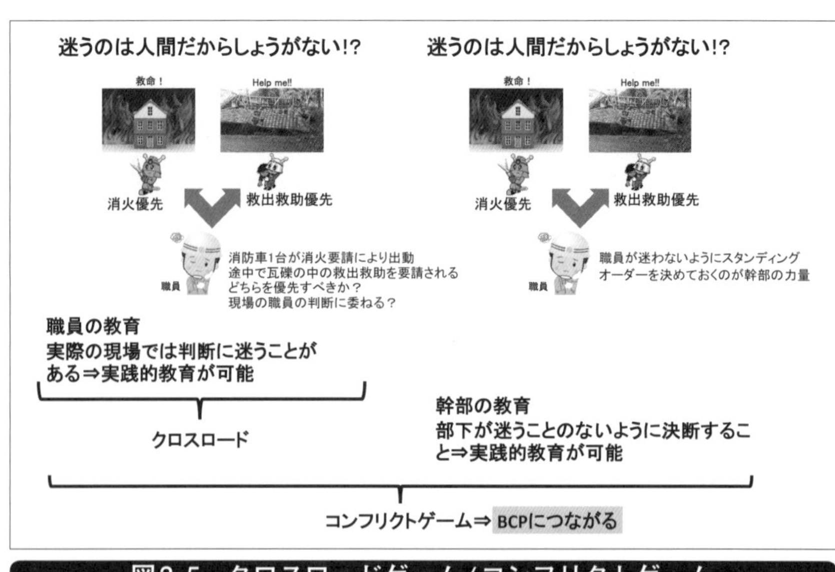

図3-5　クロスロードゲーム/コンフリクトゲーム

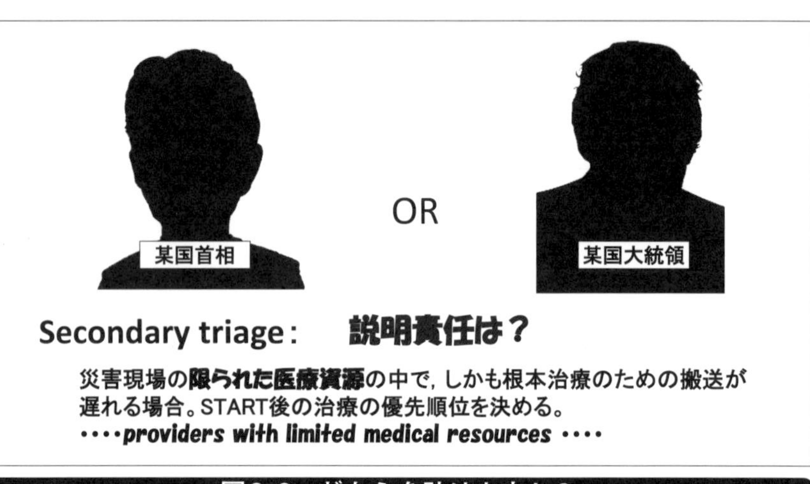

図3-6　どちらを助けますか？

［Benson M, Koenig KL, Schultz CH, et al.：Disaster triage：START, then SAVE-a new method of dynamic triage for victims of a catastrophic earthquake. Prehospitaland Disaster Medicine 11（2）：117-124, 1996］

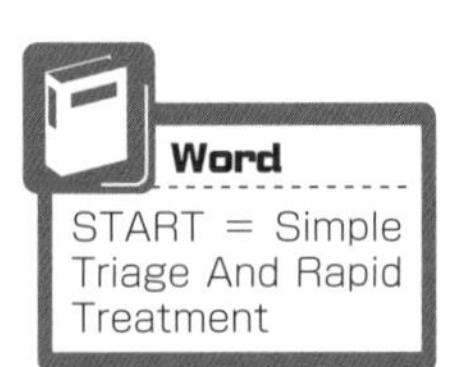

START = Simple Triage And Rapid Treatment

な考えを知るには非常に実践的なゲームである。しかし，病院全体として組織的な対応をせざるを得ない災害時のBCPでは個人個人によって対応が異なることは最もあってはならないことである。一例を図3-5に示す。

想定は1台の消防車が消火要請で出動し，現場に向かう途中で一般市民より崩れたがれきに挟まれてしまっている重篤な被害者の救出救助を依頼された。消防車の隊長はどちらを優先すべきか，選択を迫られるような状況である。クロスロードは災害現場では実際にはこのようなジレンマが起こり，あなたならどうするか，参加者のさまざまな意見を聞くものである。

一方，コンフリクトゲームでは，消火優先か救出救助優先かなど災害時に起こり得る可能性のあるジレンマには部下が迷うことのないようスタンディングオーダー，プロトコルを決めておくことを幹部に促すゲームである。両ゲームの大きな相違は対象としている人たちであり，クロスロードは現場の人間対象，コンフリクトゲームは幹部職が対象である。

災害時のSAVE法も含め二次トリアージは救命率を最大にするようにという概念である。二次トリアージ法に基づいてたった一人分の救命資器材しか持たない場合の極端な例として，某国首相と某国大統領のどちらを選択するか決定を部下に任せず，幹部として組織的・系統的な判断を決定することを要求する（図3-6）。

▶▶▶ 組織として必要な幹部職の決断

重症度などの条件がまったく同じであり，もし片方に家族がいない場合，家族がいる傷病者に救命行為を行い家族がいない傷病者には救命行為をしないといった，状況や身分など医学的なことでない価値で決定するという決断には倫理的な問題がある。さらに，幹部が決断せずに現場の判断・決断（判断：客観的であり誰が行っても同じ，決断：主観的であり人によって異なる）に委ねてしまうと一方に救命行為をすることにより他方の傷病者が死亡するという精神心理的に重い負担を救命行為に関わる部下に負わせてしまう。部下に責任を負わせないためにもこのような責任や心理的負担の大きな決断は組織として対応すべきであることを幹部に理解させるとともに，後の医学的・非医学的な問題を回避するためにも説明責任を果たせるようにしておくことを学んでもらう。

Word

SAVE法（secondary assessment of victim endopoint）。アメリカで発見された二次トリアージ法の一つ。災害現場の限られた資源の中で，START法終了後に根本治療のための搬送が遅れるような場合に，治療の優先順位を決める方法である。外傷の統計データから得られた種々の損傷を持つ患者の生存の可能性を評価し，このデータから消費される資源と期待できる効果の関係を検討したもの。

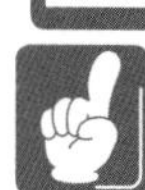

ワンポイント

クロスロードは現場の人間が対象で，コンフリクトゲームは幹部職が対象である。

Word

判断と決断

判断 = 論理・基準などに従って決めることであり，過去に対して客観的に評価すること

決断 = 自分の意思で決めることで，未来に対して主観的に方向性を打ち出すこと

	判断	決断
職責	義務	責務
決める対応者	担当者	責任者
決める内容	実務	意思決定

3-4 急性期を想定したコンフリクトゲーム

▶▶▶ コンフリクトゲームの具体例①

発災後1時間が経過し救急外来に赤タグ15名，黄タグ25名，緑タグ60名が来院している。災害とは関係のない救急患者が10名診察を待っており，ERの観察ベッドは3床空いている。一般病床の病床利用率は84.3%，ユニット系は60%である。整形外科の緊急手術が1件始まっていて終了まで1時間かかる。救急車による搬送は渋滞などの影響で直ちには困難である。

従来の訓練ではその時点のBIAやsurge capacityの要素がなく，また,さらに傷病者の来院が予測されるという状況も含まれていなかった。まず，BIAの結果surge capacityを把握するために4Sの表を作成する（表3-4）。

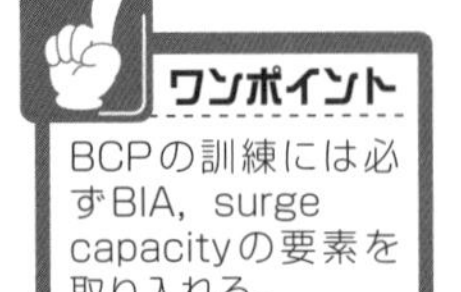

BCPの訓練には必ずBIA，surge capacityの要素を取り入れる。

発災1時間後では恐らく活動可能な人員は当直要員と敷地内に職員寮

表3-4　フェーズ（時間）毎の4Sの作成　○○性期（フェーズ○）：○時間後

system	space	staff	supplies
（インフラ） **・電力** **・上水** **・ガス** **・通信** ○固定電話，PHS，携帯電話 ○防災行政無線，衛星通信 **・交通** **（ICS）** ・都及び院内防災対策本部 ・病院経営本部から被害状況 ・EMIS入力 **（地域連携）** **（通信伝達・情報）**	**（施設）** **・医療施設** ○ER ○病棟空床0 **・霊安室** **（質）** **・規模** 院外傷病者受入 **・能力** ○CT，MRI，検査業務 ○電子カルテ，自動搬送設備，院内LAN，TAIMS	**・人員** ・能力・技術セット **・体　力** **・精神力**	・生物学的資器材 ・人工呼吸器 ・PPE **・標準サプライ** **・食料・水**（備蓄非常食） ○入院患者 ○発災時ER外来 ○職員分は臨時職員休養室

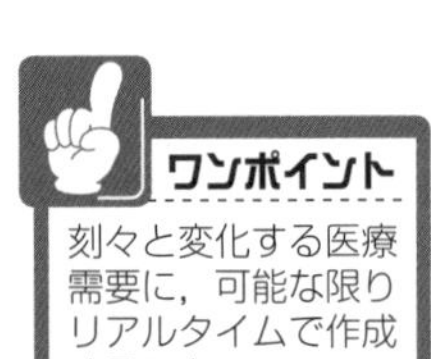

刻々と変化する医療需要に，可能な限りリアルタイムで作成すること。
このシートに基づいて，優先業務を選定・実施する。

JCOPY 88002-783

があればその居住者しかいないと思われる。一方，ライフラインの被害にもよるが発災直後であるため人的資源以外は医療的な資源は欠乏している状況ではないと考えられる。この状況で本当に赤タグ15名，黄タグ25名，緑タグ60名の傷病者の診療が可能か，さらに増加すると予想される傷病者への対応を考えることが実践に近い訓練になる。何を優先し，何を断念し，誰が決定するかなどの課題について職場の意思決定・指揮本部の意思決定，意思決定の前提としてのBIA，surge capacityの分析検討について質疑応答する。

コンフリクトゲームの具体例②

上席当直が本部長で災害対応中である。発災後24時間経過し，surge capacityは表3-5の通りである。このフェーズはまだ超急性期でありDMATや救命医療が主体となりライフラインなどの被害で資源欠乏のもと，負傷者も増加していく時期である（図3-7）。

次ページ①から③などのような課題の想定を付与し，課題に関しての決断を迫るゲームである。想定外の想定への対応，優先業務の選択，指揮管理者の資質向上・指揮命令系統へ強化を図るものであり，困難な局面に遭遇した時の決断を養うための訓練である。決断は大事で，何も決

表3-5　超急性期：24時間後の4S

system	space	staff	supplies
（インフラ） **・電力** 非常用電源で平常時の6割 **・上水** 給水は停止，受水槽から供給，節水の必要あり **・ガス** 安全確認が終了していないため，使用停止状態 **・通信** ○固定電話，PHS，携帯電話は不通 ○防災行政無線，衛星通信使用可能 **・交通** 道路通行制限中，鉄道運行停止 （ICS） ・都及び院内防災対策本部設置済 ・病院経営本部から被害状況確認あり ・EMIS入力可 **（地域連携）** ・始動していない **（通信伝達・情報）** 地震による被害状況の情報は衛星通信インターネットで収集中（詳細情報不足）	**（施設）** **・医療施設** ○ER中心に傷病者対応中 外来診療室は，揺れの影響で機器類，物品が散乱。片付けが追い付いていない。 ○病棟空床0 外来待合室を臨時の収容スペースに転用開始 **・霊安室** 空き無，遺体置場を隣接の看護学校に設置 **（質）** **・規模** 院外傷病者受入は外来スペースや会議室の転用で170名まで可能 **・能力** ○CT，MRI停止中，検査業務は緊急のみ対応中 ○電子カルテ，自動搬送設備停止中，院内LAN，TAIMS不通	**・人員** 医師で発災後参集できたものは救命救急医2名とシニアレジデント4名，外科系副院長のみ **・能力・技術セット** **・体　力** 多くの職員は前日当直時から休みなく従事しているため，疲労が高まっている。参集してきた職員も，疲労している者が多い。 高い士気が勤務継続を支えている。 **・精神力** ほとんどの職員は集中力を発揮して職務にあたっている。 家族と連絡が取れない職員は動揺しており，重症小児患者受入時に涙を浮かべる者もいる。	**・生物学的資器材** **・人工呼吸器** **・PPE** 在庫有り **・標準サプライ** 消費量が多いが，ランニングストックで対応中 **・食料・水** 備蓄非常食で対応中 ○入院患者へは病棟備蓄の栄養補助食品等，水の配布で対応 ○発災時ER外来中の患者がまだ在院しており，非常食・水を1回配布 ○職員分は臨時職員休養室に運び入れており，職務の合間に飲食可能。

Think

災害のフェーズ毎に必要となる医療の推移を確認しておく。

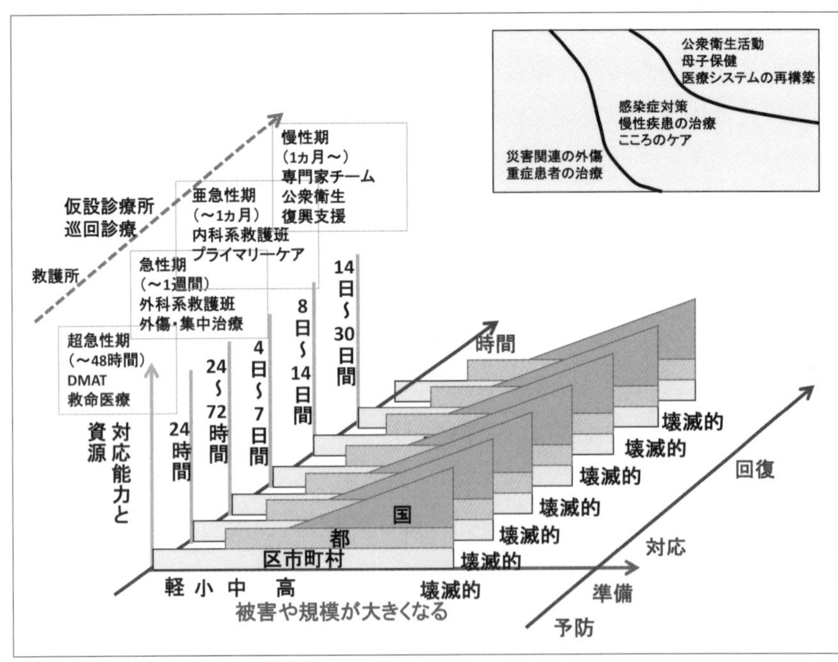

図3-7　フェーズに沿った役割多次元的医療需要の推移

断できない決断が最悪の決断である。また，決断には責任を伴うものであるが，災害時の倫理観は必ずしも普遍的ではないので，透明性を確保するため説明責任を果たす必要もある。

ワンポイント

フェーズ毎の参集人員・人材は平常時から把握しておくこと。

①職員の参集状況は予測より７割下回り発災時の当直人員を含めても平日勤務体制の３割未満である。発災時から勤務している職員の疲労感が高まっており順次休息させなければならない状況であるが，一方で，DMATおよび医療救護班派遣要請を受けている。

②トリアージエリアで妊娠30週の患者が激しい腹痛を訴えている。切迫早産の可能性が高い。産婦人科医は当直医のみしかおらず，しかも，渋滞があり救急転送は無理である。

③ICUの患者が容態急変した。通常であればドクターコールをかける事態だが，放送設備が故障して使用できない状況である。

ワンポイント

人工妊娠中絶手術は妊娠22週未満まで。
中絶胎児については，12週未満は医療廃棄物，12週以上の死胎は墓地埋葬法に規定する「死体」として火葬・埋葬される。

以上のような状況設定を付与した上で，職員を休息させるか否か，休息させるならその間の診療体制はどうするのか，派遣要請を受けるのか否か，受けるなら人員・人材は，産婦人科患者対応をどうするか，母体優先か胎児優先か，急変患者をどう扱うか，自分で対応するか，医師を走って呼ぶか，など質疑応答形式で決断をさせその理由を説明させる。実際の現場ではこのようなジレンマが生じ，そのジレンマに対して組織としてどのような対応をするか，可能であればプロトコル作成，行動規範のコンセンサスを得ておくことが望まれる。

コンフリクトゲームの具体例③

発災48時間後，このフェーズは急性期であり，外科系の医療救護班，外科手術・集中治療に忙殺される時期であり，またライフライン，資源が不足している状況である。

①職員の参集状況は予測を下回り，平日勤務体制の5割以下。徒歩で参集してきた職員は，極度の疲労で勤務に就くことはできない様子である。しかし，発災直後から勤務を48時間続けている職員の疲労も極限状態にある。

②事務局職員がほとんど参集できていないため，事務が行う計画になっている非常時優先業務に他職種職員が当たる必要が出てきた（食事配膳，来院患者整理等）。

③手術が必要な重傷者の受け入れが続いており，手術室では4室で手術にあたっている。そこへ，頭蓋内出血が疑われる頭部外傷患者が家族によって運ばれてきた。直ちにこの患者の手術に対応できる医師，看

表3-6　急性期：48時間後の4S

system	space	staff	supplies
（インフラ） **・電力** 非常用電源で平常時の6割 **・上水** 給水は停止，受水槽から供給，節水の必要あり **・ガス** 安全確認が終了していないため，使用停止状態 **・通信** 〇固定電話，PHS，携帯電話は不通 〇防災行政無線，衛星通信使用可能 **・交通** 道路通行制限中，鉄道運行停止 （ICS） ・都及び院内防災対策本部設置済 ・病院経営本部から被害状況確認あり ・EMIS入力可 **（通信伝達・情報）** 〇地震による被害状況の情報は衛星通信インターネットで収集中 〇防災FAXで都から被害情報配信開始 他県DMAT活動中	（施設） **・医療施設** 〇ER中心に傷病者対応中 外来診療室は，片付けが追い付いていない。 〇病棟空床0 臨時の収容スペースに転用開始，ほぼ，収容計画の300名近くを受入済み 〇外来対応で帰宅できる人もそのまま院内に留まり，院内は混雑している **・霊安室** 空き無，遺体置場を隣接の看護学校に設置 （質） **・規模** 院外傷病者受入は外来スペースや会議室の転用で170名まで可能 **・能力** 〇CT，MRI停止中，検査業務は緊急のみ対応中 〇検査需要に追い付かず，結果が出るまでに時間がかかっている 〇電子カルテ，自動搬送設備停止中，院内LAN，TAIMS不通	**・人員** 〇医師で新たに参集できたものは産婦人科1，整形外科2，脳外1，他合計40名 〇事務局職員5名と予測を大幅に下回り，他局応援職員を活用しても，院内のロジスティクスが機能していない ・能力・技術セット **・体　力** 徒歩で登院した職員は疲労のため休養が必要 交替で休息をとっているが，まとまった睡眠をとれない職員がおり疲労は極限状態 **・精神力** 落ち着いて従事しているように見えるが，家族の安否状況が不明の職員は動揺している。	・生物学的資器材 ・人工呼吸器 **・PPE** 在庫有り **・標準サプライ** 消費量が多いが，ランニングストックで対応中 **・食料・水** 備蓄非常食 〇入院患者へは病棟備蓄の栄養補助食品等，水の配布で対応 〇職員分は臨時職員休養室に運び入れており，職務の合間に飲食可能。 〇栄養士1参集，上記で米飯の炊き出し準備開始（ガス復旧待ち）

護師はいない。少なくとも2時間後でないと，手術に対応できないと思われる。

④自宅が被災したため，在宅酸素患者を抱える家族から入院を希望するケースが数件発生。すでに病床利用率は100%以上である。

の想定を付与する。この時点の4Sは表に示す通りである（表3-6）。

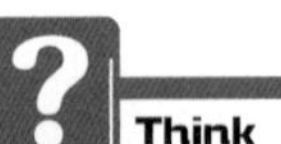

Think
治療を断念する院内の基準を決めてあるか？

診療を継続するか，人員・人材が手配できるか，何を優先するか，治療を断念するか，受け入れ拒否するか，について質疑応答する。また，この時点での指揮本部長は上席当直か，病院長などかの参集体制も確認することが重要である。特に③の設問では，実際の災害時には必ずしも転院が不可能な場合もあり従来のように転院させるという安易なことではなく，転院させられない場合にどうするか，医学的な処置内容，例えばダメージコントロール手術や倫理的・法律的な側面も含めて考えさせる十分な討論が必要である。

注意
災害時には，種々の原因で転院・転送が必ずしも実施できない。

④に関しては，東日本大震災で被災した95歳の女性が市内の某赤十字病院で必要な介助を受けられずに死亡し，精神的苦痛を受けたとして遺族が同病院に慰謝料などの損害賠償を求める訴えを地裁に起こすという報道があった。同病院はトリアージで「緑」と判定し，飲食介助や点滴といった医療行為を受けられず，搬送から3日後に脱水で死亡したという。病床利用率が100%を超えたとしても患者に快適な療養環境を与える責務を放棄してはいけないのが原則である。本当に医療の責務が果たせないなら断らざるを得ず，「医は仁術」という理想だけで災害対応を行ってはいけない。

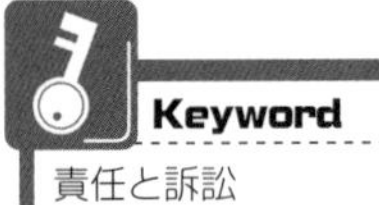

Keyword
責任と訴訟

▶▶▶ コンフリクトゲームの具体例④

ワンポイント
阪神・淡路大震災では，震災当日に約3割が入院しており，その半分が被災地内病院であった。入院患者の推移では，震災3日間で全体の約54%が入院し，約75%の外因患者が初期3日間に集中している。

発災72時間後，次第に内因性疾患対応も増加し，内科で救護班，プライマリーケアが必要とされる時期である。一方，外部から人的支援など医療資源も若干増加していく時期である。

①発災時に当直だった職員から，「一度自宅に戻って家族の様子を確認したい」との申し出が相次いでいる。参集人員がこれ以上増える見込みは立っていない。交通機関の復旧は一部を除き進んでいないため，帰宅を望む職員のほとんどは徒歩で帰宅することになり，再出勤までに数日要すると思われる。

ワンポイント
被害者のみならず救助者の精神ケアも重要となる。

②入院患者で不眠，不安を訴える人が多くなっており，精神的ケアが必要だと思われる状況にある。勤務している精神神経科医師は2名。こころのケアチーム派遣要請も同時に受けている。

③脳卒中，急性肺炎等，内因性疾患の救急患者が増加し始める。重症者

表3-7　急性期：72時間後の4S

system	space	staff	supplies
（インフラ） **・電力** 通電復旧，院内一部停電箇所あり **・上水** 給水は停止，受水槽から供給，節水の必要あり **・ガス** 中圧ガスでボイラー使用開始蒸気供給 **・通信** ○固定電話，PHS，携帯電話は不通。防災行政無線，衛星通信使用可能 **・交通** 道路通行制限中，鉄道運行停止，都営地下鉄のみ一部運行開始 （ICS） ・院長，副院長，看護部長他幹部6割参集 **（地域連携）** ・EMISで近隣災害拠点病院の状況把握可能 ・他県医療救護班活動開始 **（通信伝達・情報）** ○地震による被害状況の情報は衛星通信インターネットで収集中	（施設） **・医療施設** ○ER中心に傷病者対応中 外来診療室は，片付けが追い付いていない。 ○病棟空床0 臨時の収容スペースに転用開始，収容計画を超える360名を受入済み（これ以上の収容は不可能） ○外来対応で帰宅できる人もそのまま院内に留まり，院内は混雑している **・霊安室** 空き無，遺体置場を隣接の看護学校に設置 （質） **・規模** **・能力** ○MRI停止中，検査業務は緊急のみ対応中 ○検査需要に追い付かず，結果が出るまでに時間がかかっている ○電子カルテ，自動搬送設備停止中，院内LAN，TAIMS不通	**・人員**（別表） ○医療救護班1班派遣中 ○職員数不足のため他局応援職員を活用しても，院内のロジスティクス機能は低下している ・能力・技術セット **・体　力** 臨時の交替制勤務シフトを作成したが，十分休息できる状況にない。 **・精神力** 発災時から勤務している職員から一時帰宅を申し出る者が発生，連鎖的にその数が増えている。	・生物学的資器材 ・人工呼吸器 **・PPE** 在庫有り **・標準サプライ** 消費量が多いため，供給手配が必要 **・食料・水** ○備蓄非常食で対応中 ○栄養士1参集，上記で米飯の炊き出し開始だが，エレベーターが1台のみ稼働のため，入院患者への配膳に支障あり

の受入によりすでに満床状態。今後の対応は？

④外傷患者への対応件数が続いたため，○○（薬品名）の在庫がわずか。○○を必要とする患者は今後も減る見込みはない。

の想定付与を行う。この時点の4S表は表3-7に示すとおりである。

帰宅させるか，精神的ケアは院内業務を優先させるか，それとも，院内外に精神科医を1名ずつ配属させるか，診療を断念するか，在庫がなくなった時点で診療中止するか，それとも，なんとかサプライチェーンを確保するか，などの意見を聞き，現実論的に議論する。特に職員の労務環境を改善することは，過労死などの災害関連死を防ぐのみならず医療過誤を防ぐ意味でも重要である。またメンタルヘルスは被救助者のみならず，救助者に対しても災害早期から考慮すべき事項である。

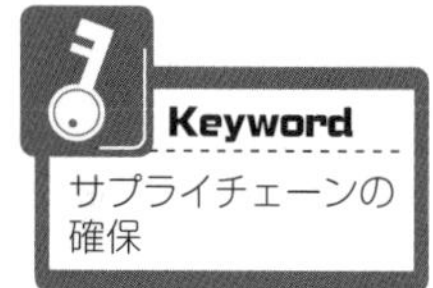

3-5

亜急性期から発災30日後までのコンフリクトゲーム

ワンポイント

阪神・淡路大震災では，①内因性疾患の約4分の1は避難所で発生，②避難所での医療は震災後2週間目がピーク，③病院では初日が最も多く診療所では日にちと共に漸増していく傾向がある（直後は病院に集中して，その後は近隣の診療所を訪れる）。

▶▶▶ コンフリクトゲームの具体例⑤

発災１週間後の4Sは以下の通りである（表3-8）。

この時期は次第に精神科など専門家チーム，公衆衛生，復興支援が必要な時期になってきている。被害状況も明らかになり，外部からの支援の充実が望まれている。職員の肉体的・精神的疲労にもかかわらず診療を継続するのか，すでにあらゆる方策が尽きたのなら診療を停止するか，帰宅させるか，院内業務を優先させるか，内因性疾患の増加への対応と転院の可否，是非の決定はどうするのか，在庫がなくなった時点で診療を中止，あるいは，サプライチェーンの確保に奔走するか，医療救護所

表3-8　亜急性期：1週間後の4S

system	space	staff	supplies
（インフラ） **・電力** 通電復旧，院内一部停電箇所あり **・上水**　復旧 **・ガス** 中圧ガス使用開始蒸気供給，低圧ガスは安全確認中 **・通信** ○固定電話，PHSは不通。非常時優先携帯，防災行政無線，衛星通信使用可能 **・交通** 道路通行制限中，一部使用可能鉄道運行 停止，都営地下鉄のみ一部運行開始 （ICS） ・院長，副院長，看護部長他幹部8割参集 **（地域連携）** ・災害拠点病院間の連絡可能 ・他県医療救護班活動 **（通信伝達・情報）** ○都防災本部からの情報提供は継続	**（施設）** **・医療施設** ○ER中心に傷病者対応中 外来診療室ほぼ使用可能 ○病棟空床0 臨時の収容スペースに転用開始，収容計画を超える360名を受入済み（これ以上の収容は不可能） ○外来対応で帰宅できる人もそのまま院内に留まり，院内は混雑している **・霊安室** 空き無，遺体置場を隣接の看護学校に設置 **（質）** **・規模** **・能力** ○MRI停止中，検査業務は生理・細菌検査も対応中 ○電子カルテ，自動搬送設備停止中，院内LAN，TAIMS不通	**・人員** ○医療救護班1班派遣中 **・能力・技術セット** **・体　力** 臨時の交替制勤務シフトを作成したが，十分休息できる状況にない。 **・精神力** PTSD症状を訴える職員が発生	**・生物学的資器材** **・人工呼吸器** **・PPE** 欠品が生じないよう，手配が必要 **・標準サプライ** 医薬品の欠品が生じている 福祉保健局ストックセンターに依頼， 都外からの支援物資が届く **・食料・水** ○支援物資中心 ○エレベーターは一部停止中で入院患者への配膳に支障あり

や仮設診療所の体制をどうするか，遺体安置の体制をどうするか，など実際に起こるであろうジレンマの対応を考えさせる。

①近隣の医療救護所では風邪，胃腸炎の患者が増えたため，医療救護班の派遣を増やしてほしいとの依頼がきた。現在，職員の稼働状態はぎりぎりの状況であり，派遣する余裕はないように見えるが…。
②依然として○○（薬品名）の供給が途絶えており，全国的な供給不足に陥っている。
③発災時に当直だった職員から，「一度自宅に戻って家族の様子を確認したい」との申し出が相次いでいる。参集人員がこれ以上増える見込みは立っていない。交通機関の復旧は一部を除き進んでいないため，帰宅を望む職員のほとんどは徒歩で帰宅することになり，再出勤までに数日要すると思われる。
④入院患者で不眠，不安を訴える人が多くなっており，精神的ケアが必要だと思われる状況にある。勤務している神経科医師は２名。こころのケアチーム派遣要請も同時に受けている。
⑤脳卒中，急性肺炎等，内因性疾患の救急患者の発生が増加し始める。重症者の受入によりすでに満床状態。今後の対応は？
⑥外傷患者への対応件数が続いたため，○○（薬品名）の在庫がわずか。○○を必要とする患者は今後も減る見込みはない。

Word

仮説診療所 ＝ 医療法の規定に基づく診療所の開設許可または届出の手続きが必要（適切な時期に事後的に行うことも可）。責任者は診療所長

救護所 ＝ 市町村が，①当該市町村内の医療施設の診療能力を超えるほどの多数の負傷者が一度に発生した時，②医療施設が多数被災し十分な診療機能を発揮できないと判断した時，③災害発生から時間の経過と共に負傷者が増加するおそれがある時，のいずれかを満たす場合，災害対策基本法，災害救助法(法廷受託事務)に則り設置する。責任者は市町村の首長

コンフリクトゲームの具体例⑥

発災１ヵ月後の4Sである（表3-9）。復旧目標の30日目であるが，疲労のため体調を崩す職員が続出し，また，家庭事情により，合わせて約３割の職員が欠勤しているという想定である。

①職員のPTSD対応も必要になっている（図3-8）。
②現在も３班の医療救護班の派遣を継続しているが，院内診療体制平常化が必要な時期に来ている。
③外来診療を平常時の８割程度の規模で行っているが，患者数は平常時の約５割増の状況。待ち時間が長くなっている。

職員への対応はどうするのか，医療救護班を縮小させるのか，診療体制を縮小する，あるいは，欠勤者が続発しているにもかかわらず現状の診療体制を継続するのか，診療資源の再分配を考える必要はあるか，など診療自体よりも診療体制の維持に関する課題についての議論を交わす。一診療施設が診療を停止することは地域医療にとっては重大事件であり，その担っている役割によっては地域医療が崩壊するリスクもあり，医療連携も含めた地域での対策が必要である。

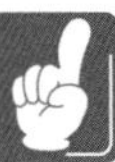
ワンポイント

北海道胆振東部地震の際，「小樽市では，非常用電源のなかった市夜間急病センターに代わり，市立病院が夜間救急を担った。必要な医師らを確保するため，日中の外来診療を担当する人手が不足し，市民から苦情も寄せられた」という報道があった。

表3-9　慢性期：1ヵ月後の4S

system	space	staff	supplies
（インフラ） **・電力**　復旧 **・上水**　復旧 **・ガス**　復旧 **・通信**　概ね平常レベル **・交通** ○道路は不通区間は残るが通行可能 ○鉄道は一部運休区間を除き運行 （ICS） 概ね平常レベル 幹部の一部に負傷者発生（欠勤中） ・（地域連携） ・周辺診療所の再開に伴い，患者の返送・逆紹介が一部可能な状況になる ・他県医療救護班活動中 （通信伝達・情報） 概ね平常レベル	（施設） **・医療施設** ○外来診療室使用可能 ○病棟空床0 臨時の収容スペースの利用は一部に縮小 **・霊安室** 通常運用に戻る （質） **・規模** 予約外の外来患者対応や医療救護所で体調悪化した患者の搬送受入が継続している。 **・能力** ○診療は各診療科で対応中 ○検査は概ね平常レベル ○電子カルテ，院内LAN，TAIMS概ね復旧，通信状態は良好とまではなっていない。 自動搬送設備は修理の遅れで停止中	**・人員** ○医療救護班3班派遣中 ○職員　約7割勤務体制 ・能力・技術セット **・体　力** 風邪等，体調を崩す職員が増加傾向 **・精神力** PTSD症状を訴える職員	・生物学的資器材 ・人工呼吸器 **・PPE** 在庫有り **・標準サプライ** 医薬品の欠品が生じている 福祉保健局ストックセンターに依頼， 物流体制は不十分 **・食料・水** 食材の供給に支障あるが，調理した食材が提供できるように復旧。

Word

PTSD = post traumatic stress disorder
急性ストレス障害の症状が災害後1ヵ月以上も持続したり，災害後に一定の時期をおいてから現れる場合。

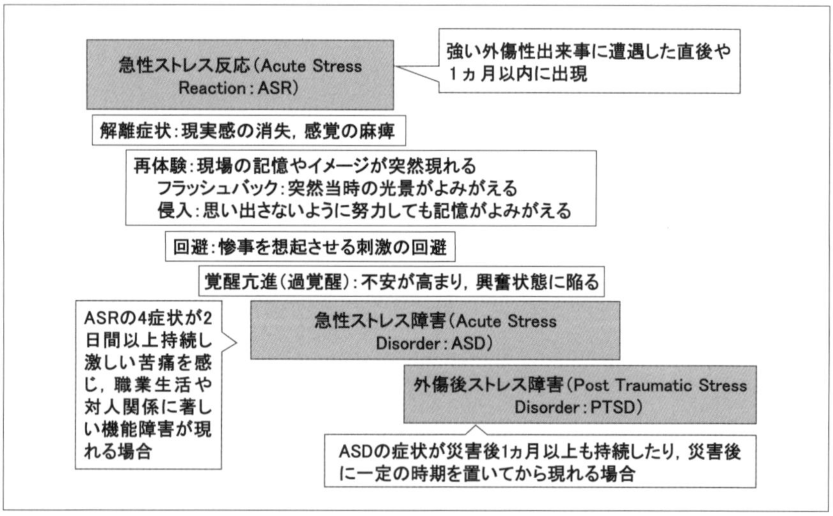

急性ストレス反応（Acute Stress Reaction：ASR）
強い外傷性出来事に遭遇した直後や1ヵ月以内に出現
解離症状：現実感の消失，感覚の麻痺
再体験：現場の記憶やイメージが突然現れる
　フラッシュバック：突然当時の光景がよみがえる
　侵入：思い出さないように努力しても記憶がよみがえる
回避：惨事を想起させる刺激の回避
覚醒亢進（過覚醒）：不安が高まり，興奮状態に陥る
ASRの4症状が2日間以上持続し激しい苦痛を感じ，職業生活や対人関係に著しい機能障害が現れる場合
急性ストレス障害（Acute Stress Disorder：ASD）
外傷後ストレス障害（Post Traumatic Stress Disorder：PTSD）
ASDの症状が災害後1ヵ月以上も持続したり，災害後に一定の時期を置いてから現れる場合

図3-8　ASR⇒ASD⇒PTSD

［松井　豊：救援者の心のケア．災害社会学入門，弘文堂，東京，pp92-98，2009をもとに作成］

3-6 診療継続と資源制限のシミュレーションゲーム

▶▶▶ 資源制限を意識させた質疑が重要

以下に示すのは，実際の診療上のシミュレーションから資源欠乏時のジレンマの中でsurge capacityの重要性を学ぶ訓練である。

幹部職を対象としてのfull-scale exercise（全体総合訓練）が理想的であるが，時間的・空間的・経済的効率性を考えて図上訓練を行う。想定は大災害時に多数傷病者来院に備えて医療チーム（医師１名，看護師２名，事務１名）と10人分の医療資器材（重症２名分含む）で重症処置室を担当することとする。

搬送要員の不足などで処置室からの転室が困難でかつ応援医療チームが来ない想定で，重症処置室に４名傷病者が搬入されて医療チームが応急処置を開始するところから始める。誰を優先的に診るか？　どんな処置を行うか？　について５分間討議を行ってもらう（図3-9）。

５分後にどの傷病者の治療を優先するか，どのような病態にどのよう

［図3-9］
名前はすべて仮名。研修参加者に傷病者役を担当させてもいいし，人形やマネキンを使用してもいい。各症例下のコメントは，研修参加者が傷病者役を行うときに演技のポイントとなるもの。

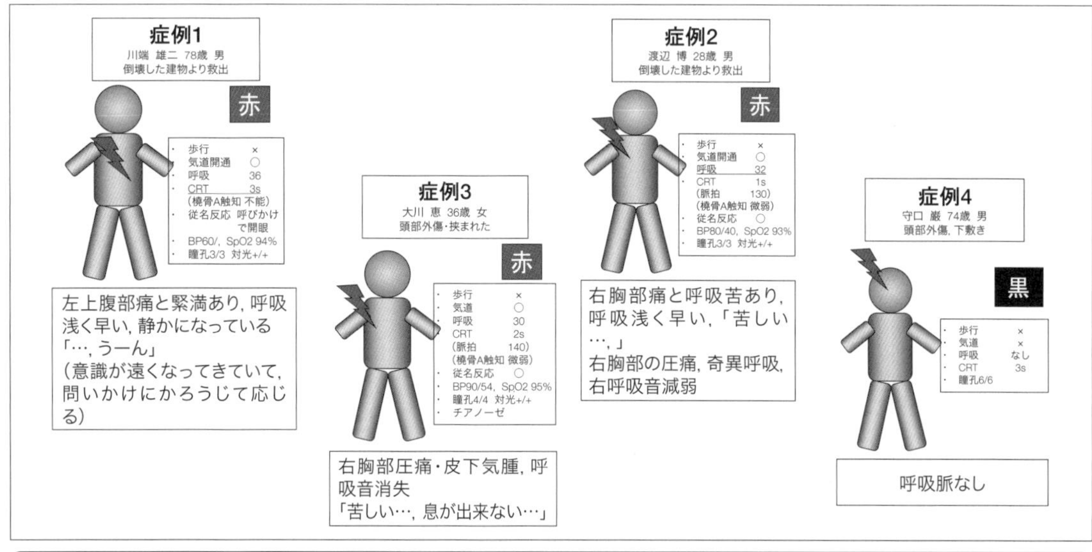

図3-9　傷病者４名来院

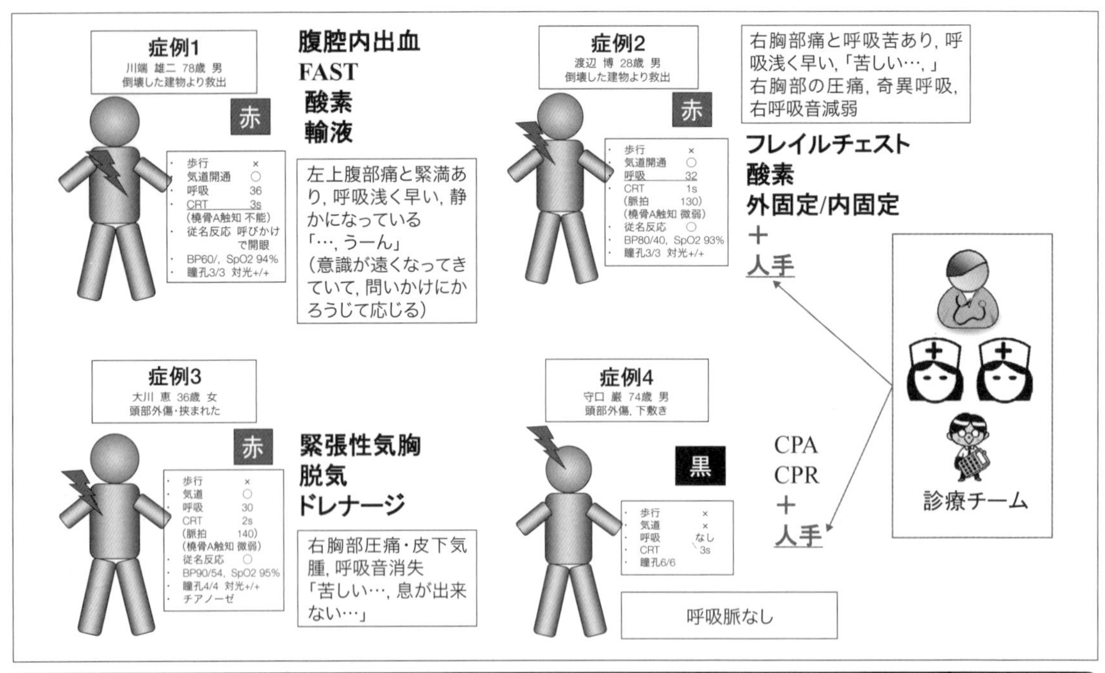

図3-10　傷病者4名に対する安定化治療と人的資源

Word

FAST = focused assessment with sonography for trauma
外傷初期診療における迅速簡易超音波検査法をいい, 心嚢腔, 胸腹腔の液体貯留の有無を検査する。

Word

フレイルチェスト(胸壁動揺) = 2本以上の連続する肋骨が2ヵ所以上で骨折すると, その部分の胸郭が不安定となり, 自発呼吸で吸気時にその部分が陥凹し, 呼気時に膨隆する奇異呼吸を呈する。

な処置を施行したかなどを議論する。症例1は腹腔内出血でFAST, 酸素, 輸液, 症例2はフレイルチェストで酸素, 外固定もしくは内固定（挿管し補助呼吸）, 症例3は緊張性気胸で脱気, ドレナージ, 症例4はCPA（心肺停止状態）でCPR（心肺蘇生術）が必要で（図3-10）, 症例4が優先するか, などの質疑をまず行う。これだけでは病態とその処置が主体のシミュレーションになり主に現場の多数傷病者医学対応訓練になってしまうので, 幹部を対象としてBCP/BCMの訓練では患者の診療を行うことは資源の使用を意味することをしっかり把握させる質疑を行う。腹腔内損傷では酸素や輸液の資器材, フレイルチェストの内固定を行えば挿管などの資器材や補助喚起するための人材, 酸素投与, 脱気をすれば酸素や資器材, CPRを行えば蘇生資器材一式と人材, というように自由に活動できる医療チーム人員が4名から2名になるし, 資器材も6名分に減少することを認識させる。

症例2と症例4に人員が割かれていたなら, 自由に活動できるスタッフは, 医師1名＋看護師1名, あるいは, 医師1名＋事務1名であり（図3-11）, 誰を人手として使用するか, 看護師2名, もしくは看護師1名と事務1名にするか, 役割分担を決めてから次の想定に移る。さらに4名の傷病者が重症処置室に搬送されてくる状況を付与する（図3-12）。前回同様, どの傷病者の治療が優先するか, どのような病態

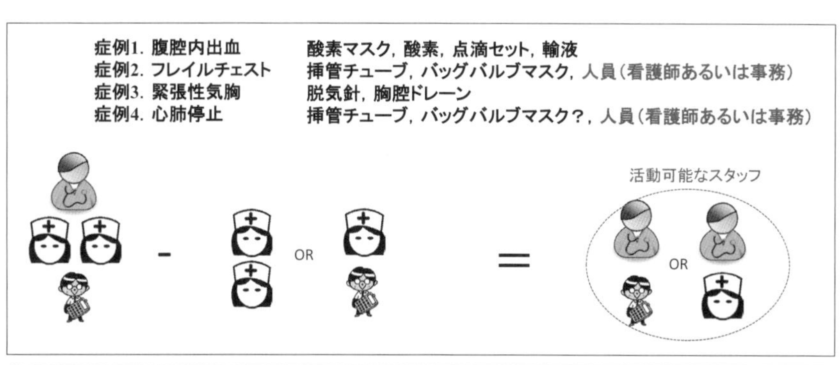

症例1. 腹腔内出血
症例2. フレイルチェスト
症例3. 緊張性気胸
症例4. 心肺停止
酸素マスク，酸素，点滴セット，輸液
挿管チューブ，バッグバルブマスク，人員（看護師あるいは事務）
脱気針，胸腔ドレーン
挿管チューブ，バッグバルブマスク？，人員（看護師あるいは事務）
活動可能なスタッフ
OR
OR

図3-11　処置に伴う人的資源の減少

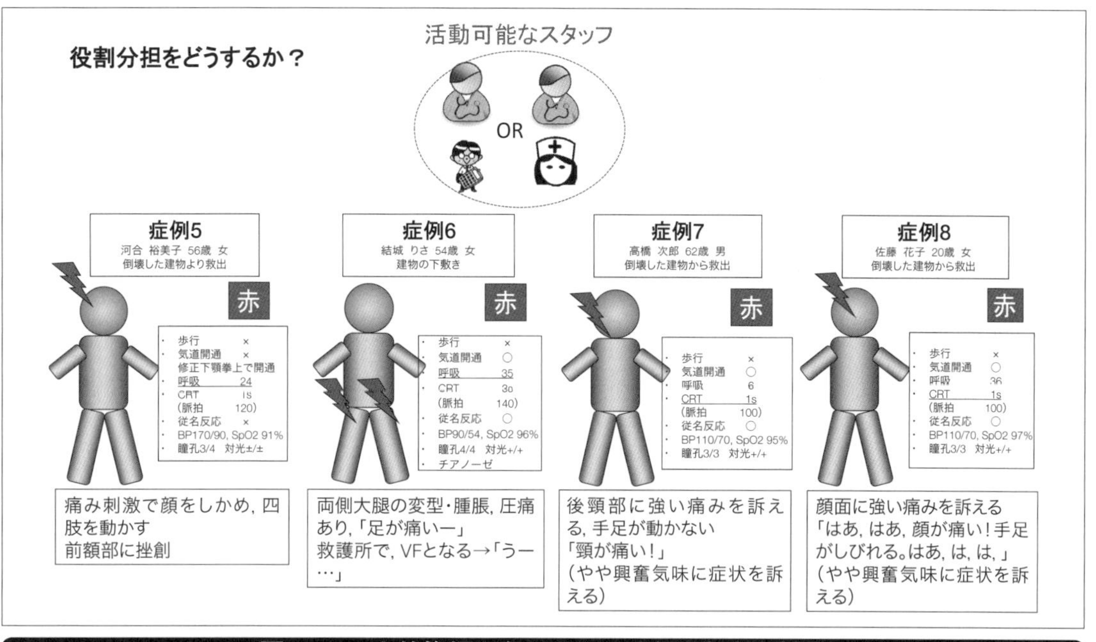

図3-12　人的資源2名でさらに4名の傷病者対応

にどのような処置を施行したかなどを５分間考えてもらい発表してもらう。

症例５は頭蓋内血腫で確実な気道確保と人工呼吸，症例６は両側大腿骨骨折で輸液，シーネ固定，症例７の頸椎頸髄損傷は挿管と補助呼吸，症例８は過呼吸でペーパーバッグ，治療の優先は症例５または症例６かなどの質疑応答をする（図３-13）。

症例５および７の補助呼吸に人員が必要なら，その人員は看護師，または事務であり，この時点で自由に活動できる者は医師１名だけであり，また，挿管関連資器材など資源もかなり欠乏した状況に陥っている（図３-13）。この状況下，新たに５名搬送されてくる想定を与え５分間考

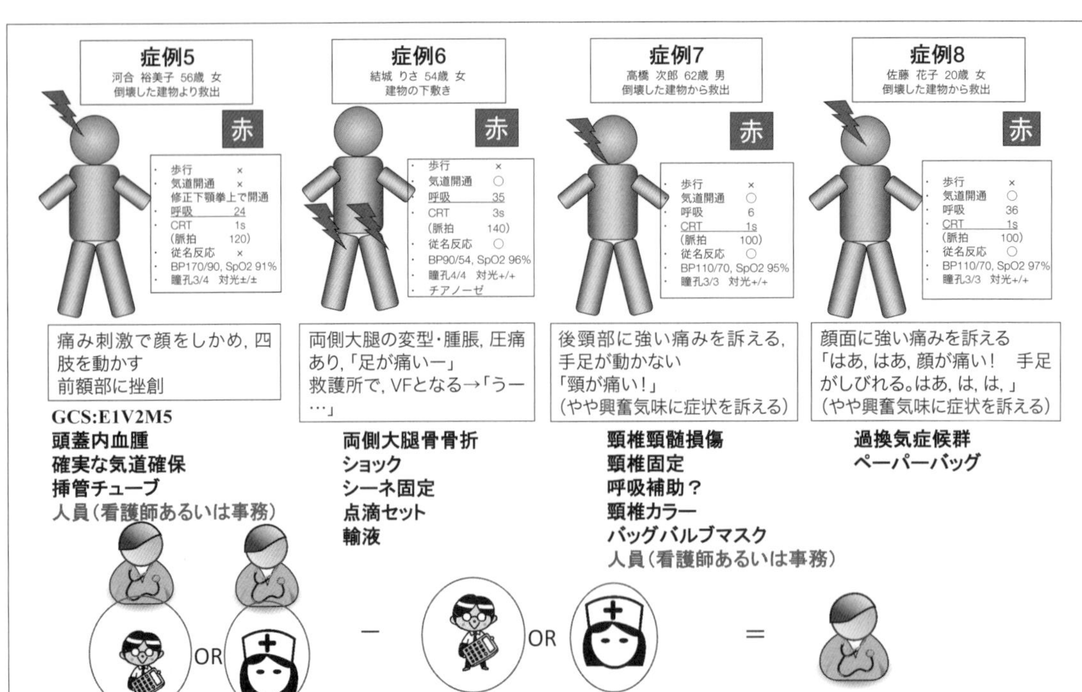

図3-13 人的資源のさらなる減少

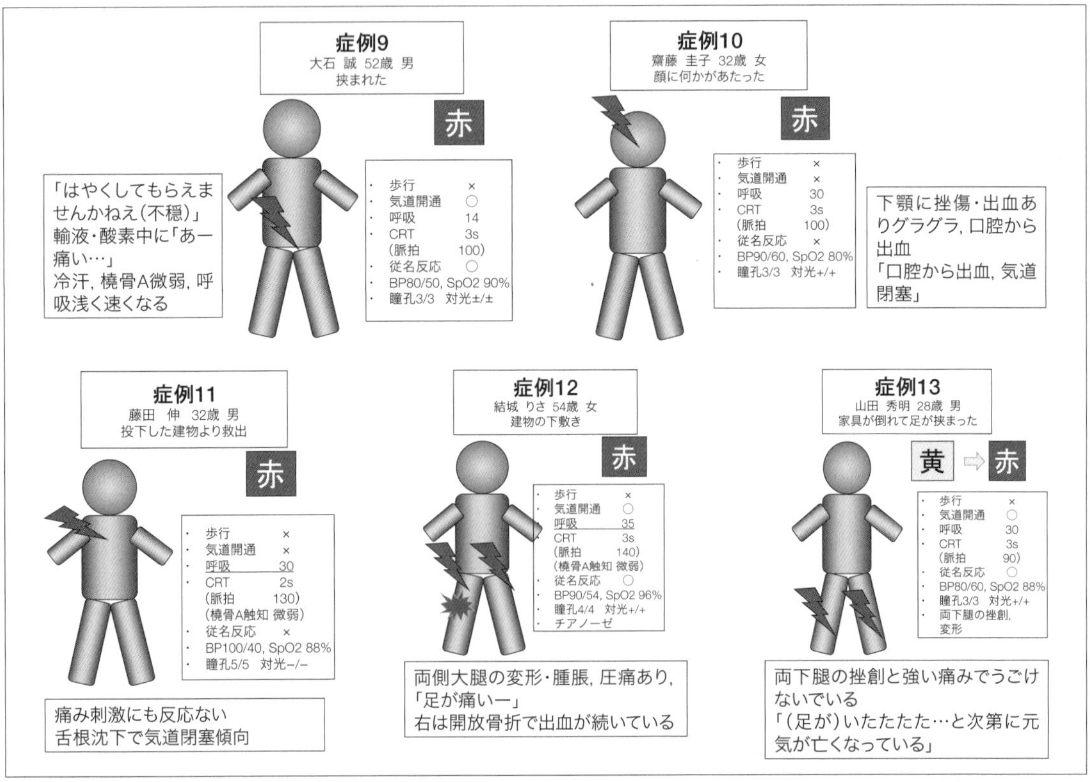

症例9
大石 誠 52歳 男
挟まれた
赤
- 歩行 ×
- 気道開通 ○
- 呼吸 14
- CRT 3s
- (脈拍 100)
- 従名反応 ○
- BP80/50, SpO2 90%
- 瞳孔3/3 対光±/±

「はやくしてもらえませんかねえ（不穏）」
輸液・酸素中に「あー痛い…」
冷汗，橈骨A微弱，呼吸浅く速くなる

症例10
齋藤 圭子 32歳 女
顔に何かがあたった
赤
- 歩行 ×
- 気道開通 ×
- 呼吸 30
- CRT 3s
- (脈拍 100)
- 従名反応 ×
- BP90/60, SpO2 80%
- 瞳孔3/3 対光+/+

下顎に挫傷・出血ありグラグラ，口腔から出血
「口腔から出血，気道閉塞」

症例11
藤田 伸 32歳 男
投下した建物より救出
赤
- 歩行 ×
- 気道開通 ×
- 呼吸 30
- CRT 2s
- (脈拍 130)
- (橈骨A触知 微弱)
- 従名反応 ×
- BP100/40, SpO2 88%
- 瞳孔5/5 対光−/−

痛み刺激にも反応ない
舌根沈下で気道閉塞傾向

症例12
結城 りさ 54歳 女
建物の下敷き
赤
- 歩行 ×
- 気道開通 ○
- 呼吸 35
- CRT 3s
- (脈拍 140)
- (橈骨A触知 微弱)
- 従名反応 ○
- BP90/54, SpO2 96%
- 瞳孔4/4 対光+/+
- チアノーゼ

両側大腿の変形・腫脹，圧痛あり，
「足が痛いー」
右は開放骨折で出血が続いている

症例13
山田 秀明 28歳 男
家具が倒れて足が挟まった
黄 ⇨ 赤
- 歩行 ×
- 気道開通 ○
- 呼吸 30
- CRT 3s
- (脈拍 90)
- 従名反応 ○
- BP80/60, SpO2 88%
- 瞳孔3/3 対光+/+
- 両下腿の挫創，変形

両下腿の挫創と強い痛みでうごけないでいる
「（足が）いたたたた…と次第に元気が亡くなっている」

図3-14 さらに5名の傷病者来院

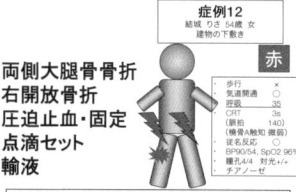

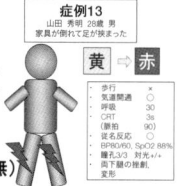

症例1. 腹腔内出血
症例2. フレイルチェスト
症例3. 緊張性気胸
症例4. 心肺停止
症例5. 頭蓋内損傷
症例6. 両側大腿骨骨折
症例7. 頸椎頸髄損傷
症例8. 過換気症候群
※下線は人手が必要な症例

医師1名で何をする？
何ができる？

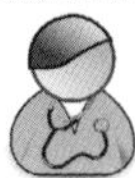

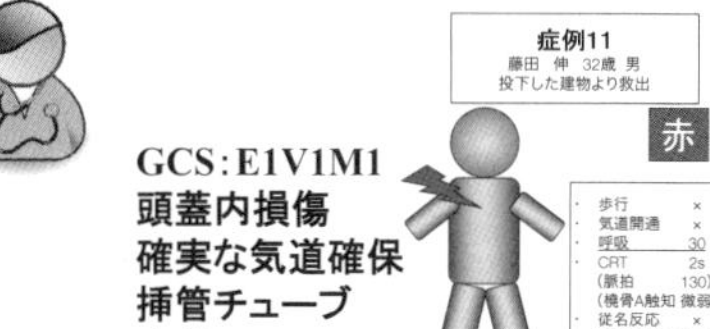

症例9
大石 誠 52歳 男
挟まれた
赤
骨盤骨折
ショック
シーツラッピング
点滴セット
輸液
・歩行 ×
・気道開通 ○
・呼吸 14
・CRT 3s
(脈拍 100)
・従名反応 ○
・BP80/50, SpO2 90%
・瞳孔3/3 対光±/±
「はやくしてもらえませんかねえ（不穏）」
輸液・酸素中に「あー痛い, , , 」
冷汗, 橈骨A微弱, 呼吸浅く速くなる

症例10
齋藤 圭子 32歳 女
顔に何かがあたった
赤
下顎骨折
外科的気道確保
気管カニューレ
/挿管チューブ
・歩行 ×
・気道開通 ×
・呼吸 30
・CRT 3s
(脈拍 100)
・従名反応 ×
・BP90/60, SpO2 80%
・瞳孔3/3 対光+/+
下顎に挫傷・出血ありグラグラ, 口腔から出血
「口腔から出血, 気道閉塞」

症例11
藤田 伸 32歳 男
投下した建物より救出
赤
GCS：E1V1M1
頭蓋内損傷
確実な気道確保
挿管チューブ
人員
・歩行 ×
・気道開通 ×
・呼吸 30
・CRT 2s
(脈拍 130)
(橈骨A触知 微弱)
・従名反応 ×
・BP100/40, SpO2 88%
・瞳孔5/5 対光-/-
痛み刺激にも反応ない
舌根沈下で気道閉塞傾向

症例12
結城 りさ 54歳 女
建物の下敷き
赤
両側大腿骨骨折
右開放骨折
圧迫止血・固定
点滴セット
輸液
・歩行 ×
・気道開通 ○
・呼吸 35
・CRT 3s
(脈拍 140)
(橈骨A触知 微弱)
・従名反応 ○
・BP90/54, SpO2 96%
・瞳孔4/4 対光+/+
・チアノーゼ
両側大腿の変形・腫脹, 圧痛あり,
「足が痛いー」
右は開放骨折で出血が続いている

症例13
山田 秀明 28歳 男
家具が倒れて足が挟まった
黄 ⇨ 赤
両側下腿骨骨折
クラッシュ症候群
シーネ固定
点滴セット
輸液（利尿の有無）
・歩行 ×
・気道開通 ○
・呼吸 30
・CRT 3s
(脈拍 90)
・従名反応 ○
・BP80/60, SpO2 88%
・瞳孔3/3 対光+/+
・両下腿の挫創,
変形
両下腿の挫創と強い痛みでうごけないでいる
「（足が）いたたたた…と次第に元気が亡くなっている」

図3-15　傷病者に対する処置

えてもらう（図3-14）。

▶▶ 治療の断念についても認識させる

医師1名で本当にさらなる傷病者の診療が可能か（図3-15）。医師個人をはじめとする医療チームの災害時における多数傷病者の対応能力を向上させることはもちろんであろうが，いくら努力を重ねてもスーパーマンのようなヒーロー的活動は困難である。人的資源も含めた医療資源が不足した状態では傷病者の重症度・緊急度による選択ではなく資源による傷病者選択への変更，例えば，症例4のCPRの継続断念，症例5の人工呼吸断念など，「最大多数に最良を」の概念に立脚した治療すべき傷病者の選択をせざるを得ない。

実際に需要と供給の著しい不均衡が生じた場合に何とか医療を継続していくには何を考え，何を実践していくかをお互いに議論していき，特に資源が制限された状況でのsurge capacityの増加の重要性を認識させる。

従来の訓練では資源量とは無関係な医療行為の継続やいつでも転送・転院可能な，いわば無意識に無限大のsurge capacityの想定の下で行われており，このような医学的なジレンマや負担を感じさせずに訓練が

［図3-15］
本当に1人で診療可能？
資源による傷病者の選択？？

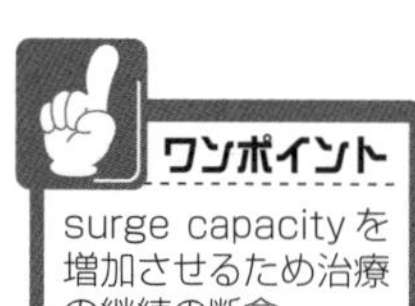

surge capacityを増加させるため治療の継続の断念。

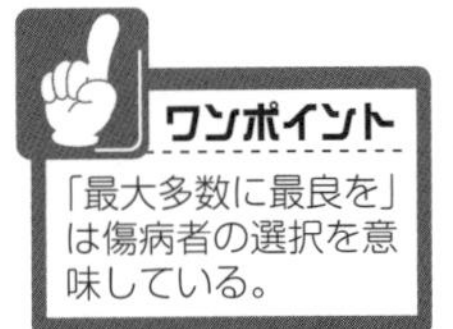

終了していた。実際の現場での「最大多数に最良を」とは傷病者の選択であり，その選別方法は重症度・緊急度ではなく資源量であることを知らしめる。すなわち，自助努力でsurge capacityを上げようとするには，一般的には患者の予定手術制限，他院からの患者転入の制限，軽症入院患者の退院促進が挙げられるがその他に積極的な治療の継続の断念があることを認識しておかねばならない。

最後に，同様の設定を搬送人員がいて処置室から病棟への転送が可能な条件で行う（図3-16，3-17）。「最大多数に最良を」を主体に治療し病棟に転送できるなら，最終的に手術室５室，ICU5床，一般病棟２床，安置室１室が必要になる（図3-18）。医療チーム自体の負担ではなく，病院全体として処置室のみではなく，手術室，ICU，一般病棟の負担が増加し，その時点のBIAの検討からこの負担をその時点の医療資源で可能なのかどうか議論をする。その時点時点でのリアルタイムなBIAとsurge capacityの把握をしながら診療継続を図るBCP/BCMの本質的な概念を確認して終了する。

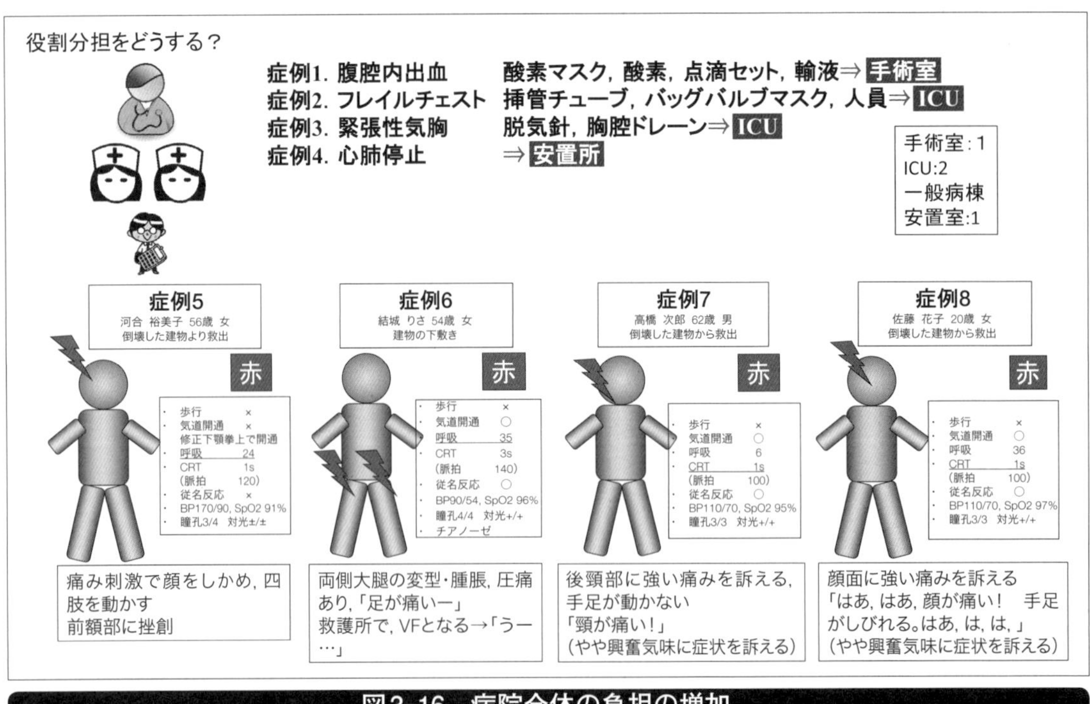

図3-16　病院全体の負担の増加

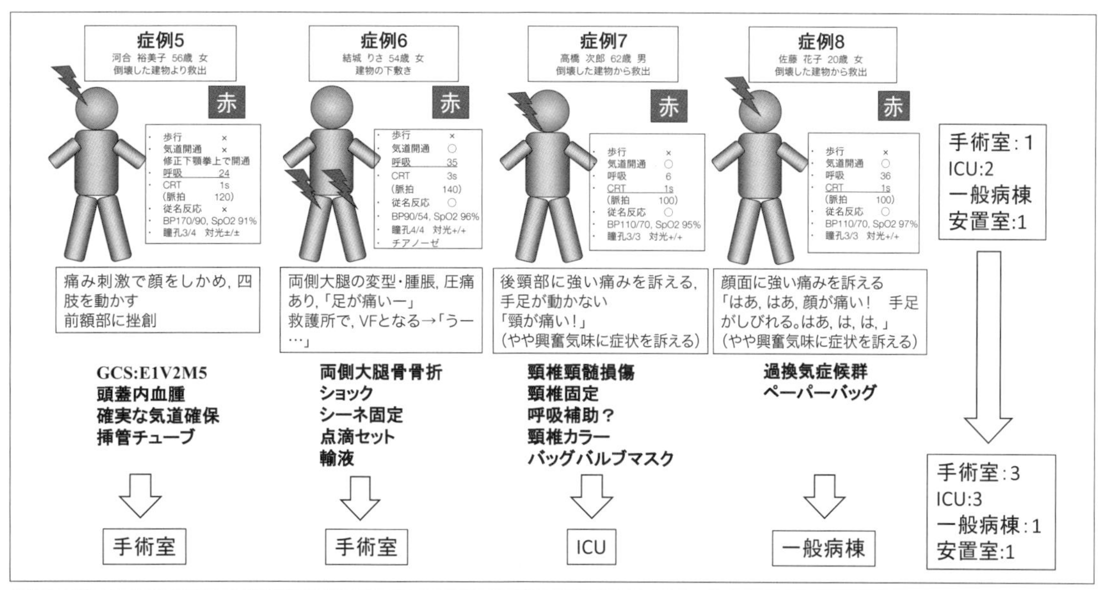

図3-17　各病棟への負担増

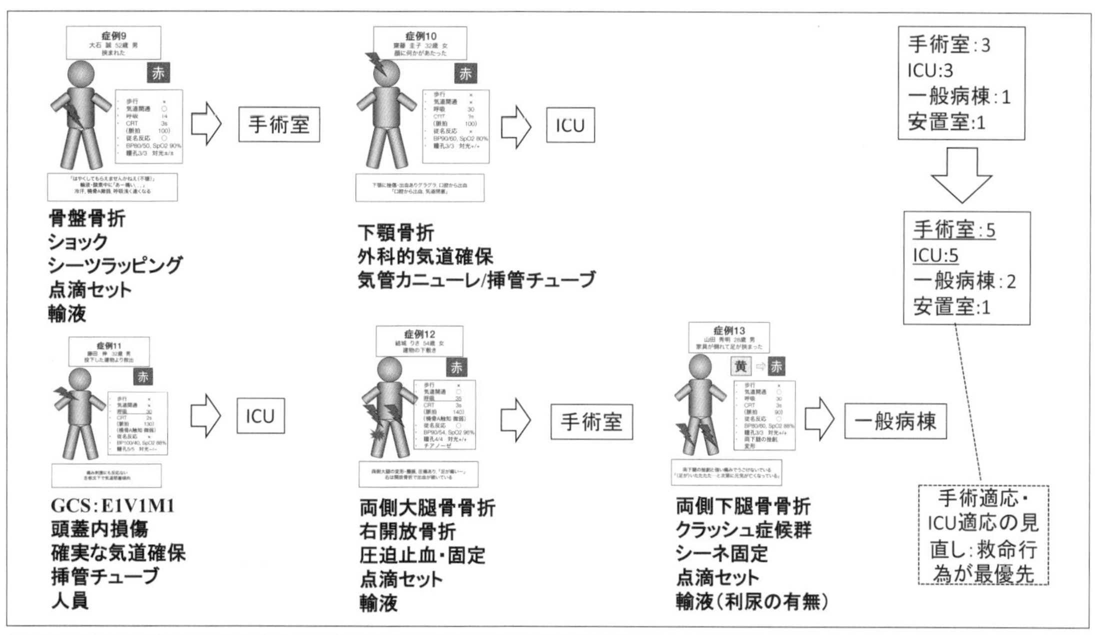

図3-18　病棟の負担増と収容能力

3-7 部門別のBCPコンピュータシミュレーションゲーム

▶▶ 手術室で考える災害対策

Surge capacityの能力を規定しているのは，ベッド数や救急部門の診察能力ではなく，外科的・集中治療的な能力，有効な手術数や人工呼吸器数とそれを支えるスタッフであると報告がある。大きな病院では，勤務時間には手術室は手術で埋まっていたり，また，急に人工呼吸器がたった1台予定外に必要になったとしても見つけることがしばしば困難であったり，surge capacityは平常時でさえ十分ではないといわれている。第32回日本臨床麻酔学会のシンポジウム「手術室の災害対策」では，結局は，手術室機能を何とか平常時の状態に復帰させることが主眼であった（表3-10）。この考え方は従来の考え方とまったく変わってはいない。

しかし，BCPを謳うなら，本当に考慮すべきは手術室機能を超えた傷病者の対応をどうするかであると考えられる。2015年9月2日(水)10時（日勤帯8時45分患者が入室し，麻酔や手術を行っている状況）

表3-10　日本臨床麻酔学会第32回大会シンポジウム

著者	論題名	論旨
酒井 彰 等	震災時の手術室再開を考える;東日本大震災を経験して	・ライフラインの復旧さえあれば、緊急手術は早期に可能であったが、予定手術の開始時期は施設間の差が大きかった ・非常事態であることを病院内すべての人が理解すること
西野京子	手術室の災害対策(平時の準備)	・平常時からのライフラインのバックアップ体制
江島 豊 等	手術室の災害対策;良いうちから養生	・部署独自と病院全体の訓練 ・患者の搬送 ・職員と家族の安否確認
佐藤 仁 等	横浜市立大学手術部における手術室災害訓練の経験	・シミュレーショントレーニング
笹野 寛 等	手術室の災害対策;手術室スタッフに対する教育を中心に	・「想定外の事態を減らす」教育訓練

［日臨麻会誌 33（4）：516-549をもとに著者作成］

ワンポイント

各論題はBIAが主体であり，Medical Surge，すなわち，Surge capacityとSurge Capabilityの分析検討が乏しい⇒ライフラインが十分として本当に依頼された手術がすべて可能か？

に「東京湾北部地震M7.3」が発災したとして都立広尾病院の手術室のシミュレーションを行った。実際の手術予定表を用いるだけでなく，人的資源，電力，水などのライフライン，手術室の在庫などは実際の想定とした。

シミュレーション想定状況は表3-11の通りである。

発災当日は，10時の時点で，開胸手術以外の3件の手術は中止が可能であり，最大で5件の手術と緊急対応可能な1系列の手術の計6件の手術が可能であった（表3-12）。

発災当日にはスタッフが帰宅できないため，発災2日目は人的資源が比較的多い。予定手術8件はすべて延期あるいは中止が可能であり（眼科5件は1件とする），8件の手術および，さらに2件程度の4時間程度の手術が可能である（表3-13）。

発災3日目は9件の予定手術は中止が可能であるが，帝王切開など中止できないものも数件あると推定される。7件程度の緊急手術と3系列の緊急対応が可能である（表3-14）。

今回の発災シミュレーションでは7室の手術室を使用し3日間で20件の緊急手術と6系列の緊急対応可能な手術室体制という結果になった。前述に示した著者が推定した東京湾北部地震による重傷者394名中手術を必要とする傷病者を予測すると99件になり，コンピュータシ

表3-11　想定：2015年9月2日（木）10時発災東京湾北部地震M7.3

手術室関連ライフライン：麻酔科医師5名，手術室7室，看護師32名（定数39名，日勤：準夜：深夜=17〜18：3：3）
①電力：非常用発電機が稼働し，通常電力の100%を確保
②水：断水にて回復まで節水が必要。原則として使用器械の洗浄は行わず血液落としとし，スプレーを噴霧しコンテナ収容とする

器械コンテナ数と対応可能な手術
①整形外科
　観血的整復術はモーターが7台なので，インプラントあれば最大7件
　洗浄・デブリは12件
　モーター類：（大）6個，（小）1個で最大7
　整形基本セット（大・少）　最大8
　手の外科セット　最大3
　洗浄・デブリセット　最大1
　創外固定　創外固定セットは1セットのみ　ホフマン骨盤，ホフマン手・肘用
②脳外科
　開頭セット　3　　穿頭セット　3
③外科
　開腹セット　5，小セット　3，ラパロ　3　　開胸セット　1
④心臓血管外科
　血管手術　1　　ステントセット　2　　ストリッピングセット　1　　開心セット　2
　胸骨ストライカー　2

医療需要
①発災後15から30分後から軽症患者来院：軟部組織損傷，骨折，開放骨折，
②重傷者は発災から48時間までにピーク：頭部外傷，胸部腹部損傷，挫滅症候群，血気胸，熱傷

表3-12　想定：発災当日

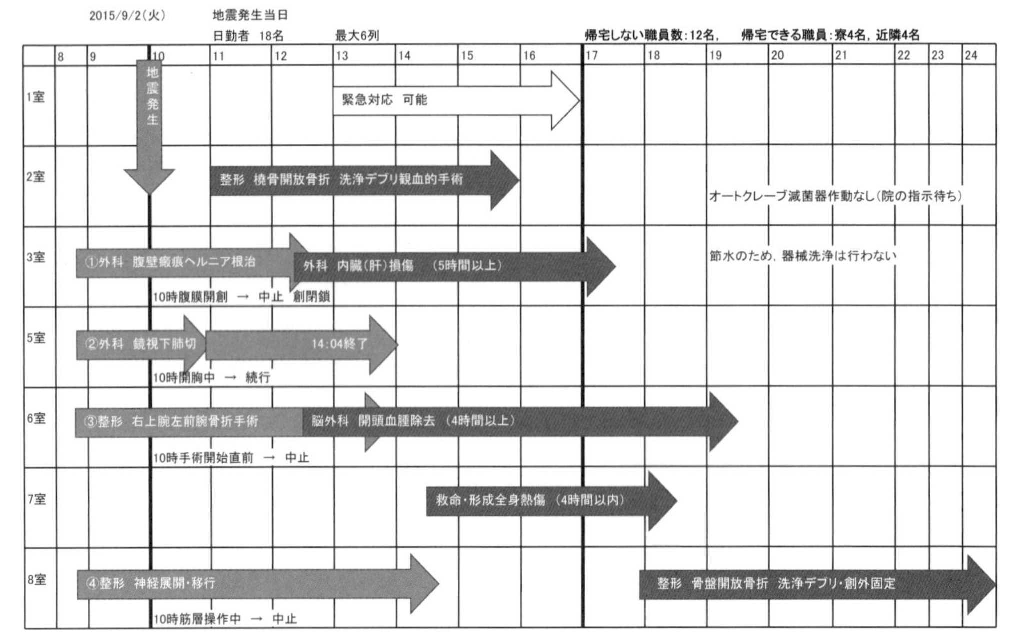

ワンポイント

[表3-12]
開腹手術以外の3件は中止が可能で，5件の手術及び緊急対応可能な1系列の最大6件の手術が可能

表3-13　想定：発災2日目

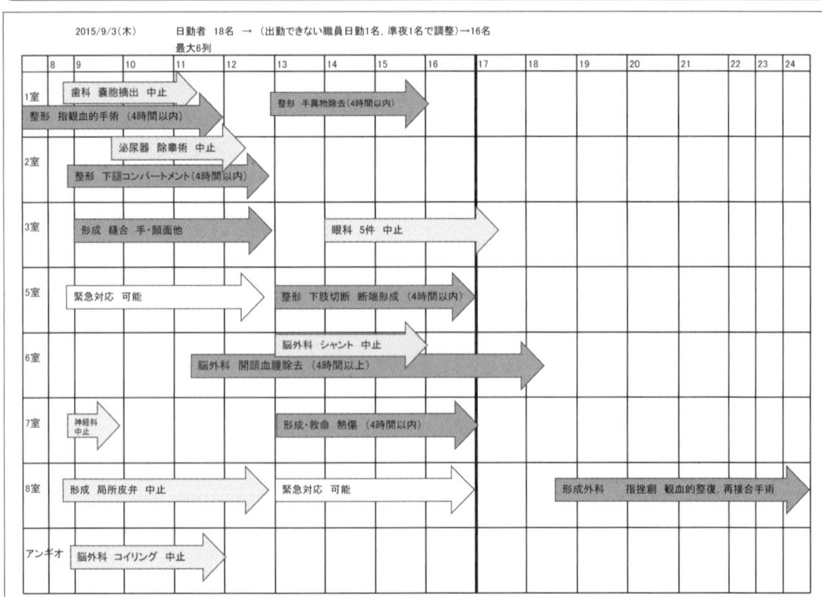

ワンポイント

[表3-13]
スタッフは当日帰宅できないので翌日の人的資源は比較的多い。予定手術8件はすべて延期あるいは中止が可能で，8件の手術及び4時間程度の手術2件程度可能。

表3-14　想定：発災3日目

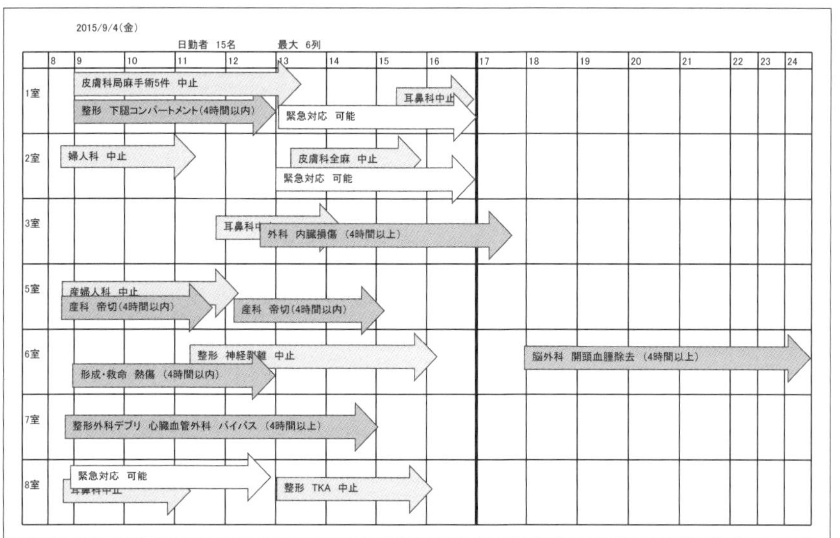

表3-15　来院重傷者　外科的処置の可能性と手術可能数

重症者394名の内	
頭蓋内損傷(名)	8
胸腔内出血(名)	9
腹腔内出血(名)	5
骨盤骨折	4
上肢の骨折・脱臼	22
下肢の骨折・脱臼	46
脊髄損傷(名)	4
熱傷(30%以上)	1

	手術可能件数(件)	緊急対応(件)
発災当日	5	1
発災2日目	8	2
発災3日目	7	3
発災3日目まで総計	20	6

※フェーズ1(超急性期)の活動内容
1時間以内：DMAT派遣調整/傷病者の受入開始・手術患者受入
24時間以内：医療救護班の派遣開始
72時間以内：医療用資器材の調達

ミュレーションによる手術対応数26件よりも多い（表3-15）。

手術室のsurge capacityを上げるには

傷病者がすべて3日以内に来院するという訳ではないが，これを考慮しても対応手術可能数が少ないことは明らかである。このような事態は予想され平常時から医療連携を進め，災害時には転送をより円滑にしようとの試みはなされているが，医療資源の欠乏した大災害時に受入施設が本当にあるのか，また，あったとして搬送の手段や方法など現実的に考えれば，転送は困難と考えるのが妥当であろう。手術必要数が手術可能数よりも圧倒的に多く，傷病者を選択せざるを得ない必要性が生じてくる。傷病者の選択に関しては，当然外科医が予後などを考え選択せざるを得ないし，また，時間稼ぎのためのダメージコントロールサージェ

ワンポイント
予定手術9件は中止可能であるが，帝王切開などの中止できないものも数件あると推定される。それでも7件ほどの緊急手術と3系列の緊急対応が可能。

Word
ダメージコントロールサージェリー＝もともとは米海軍において海上で負傷者が発生した時に港に着くまでには数日かかるので，その間いかに病態を安定させられるかという目的で始まった。

リーも考慮せざるを得ない。福田らの報告の結論では，「地震・津波・火災・テロなど災害の直接被害で建物の倒壊などの構造的障害が起こった場合や手術室スタッフの二次的遭難が予想される場合の避難と手術患者のトリアージについては，倫理的側面も含めて外科系学会が論議しておくべき問題と思われる」と述べている。しかしながら，傷病者の選択はこの報告にあるように外科系学会のみの問題ではない。この選択に関して麻酔科も関わらないわけにはいかず，申し込み手術に対して麻酔科としての資源を考えた場合，麻酔方法の選択はもとより，麻酔科医師の関与の在り方，適応まで踏み込んだ議論をせざるを得ないと考えられる。

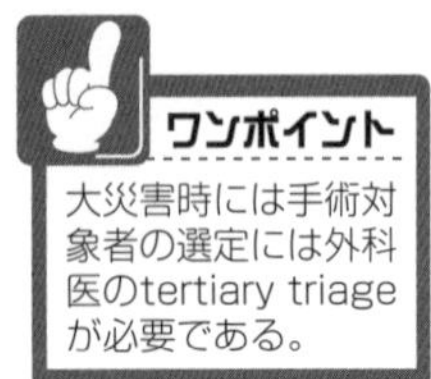

大災害時には手術対象者の選定には外科医のtertiary triageが必要である。

Surge capacityを上げるための麻酔科医の決断

病院には一次，二次，三次（primary，secondary，tertiary）の3つのトリアージがある。一次トリアージとは災害現場やERの入口で行われ，二次トリアージとは輸液後やCT撮影後外科医などによって行われる。三次トリアージとは確定診断後や治療の後・最中に行われるもので治療継続の有無などを決める。一次，二次トリアージは資源を考慮せずに優先性を決めているだけであるが，三次トリアージは資源を考慮した上でのトリアージである（表3-17）。三次トリアージでは例えば集中治療を必要としない，あるいは，除外適応に当てはまる傷病者にはその時点の医療資源を考慮した上で，その状況にあったケアに移行することが必要とされる。すなわち，三次トリアージとは，前述のlongitudinal triageそのものである。依頼を受けたすべての傷病者を引き受けるのではなく，その時点の人的・物的・環境的資源を考慮し，それに見合った麻酔を行うことが手術室のBCPであり，その実践のためには災害時には外科医だけではなく，麻酔科医も病院における

Word

SOFAスコア＝重要臓器の障害度を数値化した指数である。呼吸器，凝固能，肝機能，心血管系，中枢神経系，腎機能の6項目について臓器障害の程度の0から4点の5段階で評価する。スコアが5を超えると死亡率は20%と言われている（表3-16）。

表3-16　SOFA（sequential organ failure assessment）score

	0点	1点	2点	3点	4点
呼吸器 PaO_2/F_IO_2（mmHg）	≧400	＜400	＜300	＜200 ＋呼吸補助	＜100 ＋呼吸補助
凝固能 血小板数（×10^3/μL）	≧150	＜150	＜100	＜50	＜20
肝臓 ビリルビン（mg/dL）	＜1.2	1.2−1.9	2.0−5.9	6.0−11.9	＞12
循環器	MAP≧70mmHg	MAP＜70mmHg	DOA＜5 or DOB	DOA 5.1−15 or Ad≦0.1 or NOA≦0.1	DOA＞15 or Ad＞0.1 or NOA＞0.1
中枢神経 Glasgow Coma Scale	15	13−14	10−12	6−9	＜6
腎 クレアチニン（mg/dL） 尿量（mL/日）	＜1.2	1.2−1.9	2.0−3.4	3.5−4.9 ＜500	＞5.0 ＜200

DOA：ドパミン，DOB：ドブタミン，Ad：アドレナリン，NOA：ノルアドレナリン

表3-17 Tertiary triage：基本のトリアージ

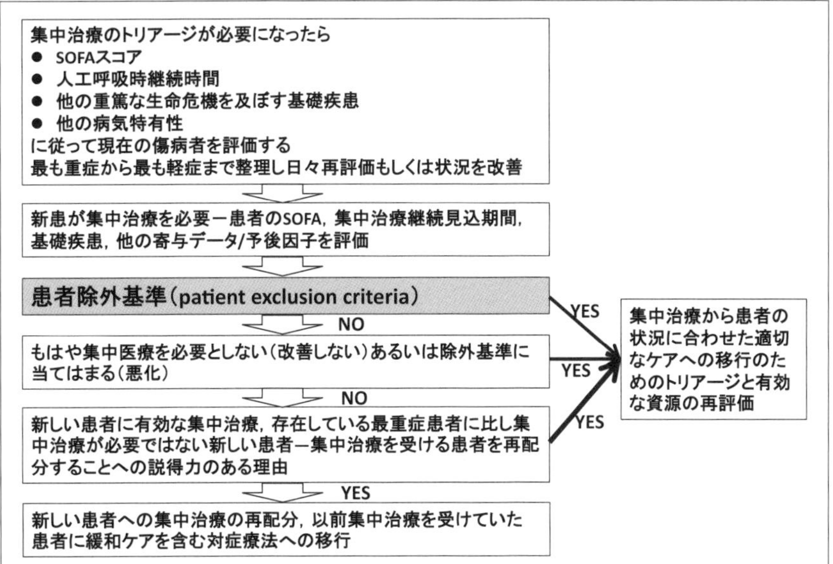

集中治療のトリアージが必要になったら
- SOFAスコア
- 人工呼吸時継続時間
- 他の重篤な生命危機を及ぼす基礎疾患
- 他の病気特有性

に従って現在の傷病者を評価する
最も重症から最も軽症まで整理し日々再評価もしくは状況を改善

↓

新患が集中治療を必要ー患者のSOFA，集中治療継続見込期間，基礎疾患，他の寄与データ/予後因子を評価

↓

患者除外基準（patient exclusion criteria）　→ YES → 集中治療から患者の状況に合わせた適切なケアへの移行のためのトリアージと有効な資源の再評価

↓ NO

もはや集中医療を必要としない（改善しない）あるいは除外基準に当てはまる（悪化）　→ YES → 集中治療から患者の状況に合わせた適切なケアへの移行のためのトリアージと有効な資源の再評価

↓ NO

新しい患者に有効な集中治療，存在している最重症患者に比し集中治療が必要ではない新しい患者ー集中治療を受ける患者を再配分することへの説得力のある理由　→ YES → 集中治療から患者の状況に合わせた適切なケアへの移行のためのトリアージと有効な資源の再評価

↓ YES

新しい患者への集中治療の再配分，以前集中治療を受けていた患者に緩和ケアを含む対症療法への移行

［Hospitals and acute care facilities. Crisis Standards of Care. The National Academies Press, Washington：4-1-4-58, 2012をもとに著者作成］

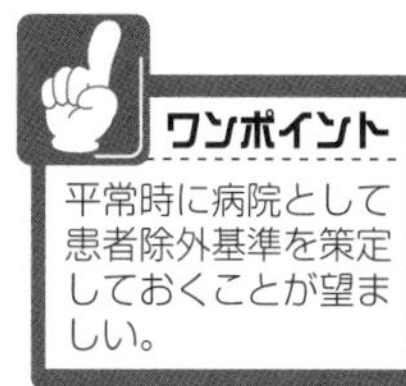
ワンポイント

平常時に病院として患者除外基準を策定しておくことが望ましい。

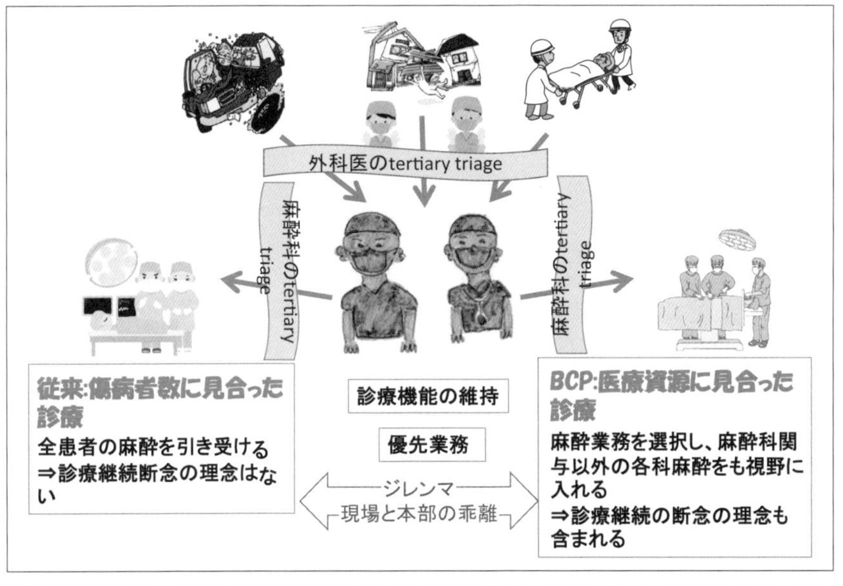
外科医のtertiary triage
麻酔科のtertiary triage
麻酔科のtertiary triage
従来:傷病者数に見合った診療
全患者の麻酔を引き受ける
⇒診療継続断念の理念はない
診療機能の維持
優先業務
ジレンマ
現場と本部の乖離
BCP:医療資源に見合った診療
麻酔業務を選択し、麻酔科関与以外の各科麻酔をも視野に入れる
⇒診療継続の断念の理念も含まれる

図3-19 資源にあったトリアージ

tertiary triageに参加せざるを得ない（図3-19）。ライフラインが平常時とまったく同じだと仮定しても，手術室の能力を超えた麻酔依頼があった時に，一方的に外科医に選択を迫るのではなく，最悪，麻酔科業務の停止も含めた業務継続に立脚した麻酔科としての選択が必要である。

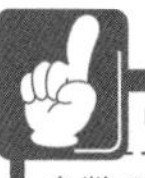
ワンポイント

多数の手術を要する傷病者発生時には麻酔科医もtertiary triageに参加せざるを得ない。

終わりに

BCPはあくまで地域や病院の役割の特性を考慮して策定すべきものであり優劣を競うものではありません。「こうあらねばならない」ではなく,「自分の病院に適したものを策定すること」です。個々の医療施設は地域の事情や病院の役割や規模などあらゆる点で大きく異なっており，それらを加味して策定されたBCPを他院のBCPと比較すること自体に意味はありません。災害時に自院のBIAとsurge capacityをリアルタイムに分析し，診療機能をいかに維持するか，発災時にはソフト対策を主眼とする減災対策として組織の脆弱性を縮小させることがBCP/BCMの基本概念です。もちろん一般論として，病院のライフラインなどのハード面対策，防災対策は平常時からの対応が望まれます。

現実の災害対応においては「発災したらまず本部を立ちあげて…」という型通りの対応が困難な場合もあり，想定外の想定に対してはまずBIAとsurge capacityを考えるというソフト面対策，すなわち減災に主眼が置かれるべきです。

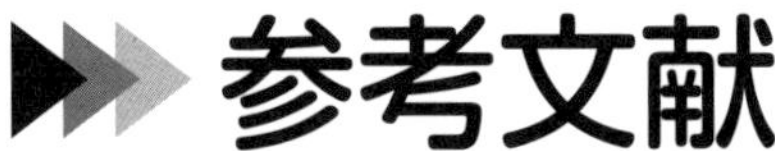

参考文献

◆書籍・雑誌

佐々木　勝：病院のBCP　災害時の医療継続のために．新興医学出版社，東京，2014年

佐々木　勝：【改訂版】医療従事者のための災害対応アプローチガイド．新興医学出版社，東京，2015年

佐々木　勝：前線医療の処置マニュアル．新興医学出版社，東京，2016年

佐々木　勝：災害時のトリアージの倫理観について，「transvertical triage」と「longitudinal triage」の違いを元に教えてください．プレホスピタル・ケア　28（5）：90-91，2015

佐々木　勝，後藤英昭：自衛隊は国を守る前に，自衛隊員を守れるか？～今，自衛隊員の安全のために，あらためて戦傷医学を考える～．プレホスピタル・ケア　28（5）：74-86，2015

Aydelotte J：MASCAL. Managing Dismounted Complex Blast Injuries in Military & Civilian Settings, Springer, New York, pp29-42, 2018

紅谷昇平，平野誠也：過去の災害対応にみる地方公共団体の業務継続体制の重要性．季刊政策・経営研究 3：119-136，2011

Benson M, Koenig KL, Schultz CH, et al.：Disaster tirage：START, then SAVE-a new method of dynamic triage for victims of a catastrophic earthquake. Prehospitaland Disaster Medicine 11（2）：117-124, 1996

福田幾夫，橋本　浩，鈴木保之 等：東日本大震災における手術室：東北外科集談会からの報告－将来の劇甚災害にそなえるために．日外会誌 113：241-251, 2012

Hastings PR, Pollak AN, Kling J：Introduction to battlefield medicine. 68W advanced field craft：combat medic skills. Jones and Bartlett Publishers, Boston, pp5-20, 2010

Hirshberg A, Mattox KL：Modeling and simulation in terror medicine. Essentials of Terror Medicine, Springer, New York, pp79-94, 2009

Hogan DE, et al.：Basic physics of disaster. Disaster Medicine, Philadelphia, pp3-9, 2002

Holcomb JB, Nunez TC：Damage Control Resuscitation. Front Line Surgery, Springer, New York, pp47-58, 2011

Hospitals and acute care facilities. Crisis Standards of Care. The National Academies Press, Washington：4-1-4-58, 2012

Kenneth VI：Hospital Disaster Plan. Improvised Medicine：Providing Care in Extreme Environments, McGraw-Hill, New York, pp553-557, 2012

Kahn CA, Lerner EB, Cone DC：Triage. Koenig and Shultz's Disaster Medicine, Cambridge University Press, Cambridge, pp174-194, 2010

Lennquist S：Response to major incidents and disaster：An important part of trauma management. General trauma care and related aspects. Springer, New York, 31-68, 2014

Lennquist S, Montan KL：Education and training. Medical Response to Major Incidents and Disasters：A Practical Guide for All Medical Staff. Springer-Verlag Berlin Heidelberg, Heidelberg：pp379-405, 2012

Lynn M：The ten commandments for management of sudden mass casualty incidents：Lynn M. Mass casualty incidents；the nuts and bolts of preparedness and response for acute disasters. Springer Science+Business Media, New York, pp85-87, 2016

日本臨床麻酔学会第32回大会シンポジウム　－手術室の災害対策－．日臨麻会誌 33（4）：516-549, 2013

荻上チキ：序章－なぜ、いま、流言研究か．検証　東日本大震災の流言・デマ．pp7-89, 光文社，東京，2011

大友康裕：災害時における広域緊急医療のあり方に関する研究：平成15年度厚生労働科学研究費補助金：平成15年度報告書．2004

Ronald F：Business continuity planning fundamentals March 28, 2006. Business Development Associations LLC

Sasani JAP, Romanosky：Surge capacity. Disaster Medicine. Mosby, St. Louis, pp193-214, 2006

Task Force on Quality Control of Disaster Management：Health Disaster Management：Guidelines for evaluation and research in the Utstein Style；Chapter 8 ethical isuue, The Japanese Journal of Quality and Safety in Health Care, 6（2）：269-285, 2011

◆インターネットサイト

Adams LM：Exploring the Concept of Surge Capacity. The Online Journal of Issues in Nursing, 14（2）, 2009（http://ojin.nursingworld.org/MainMenuCategories/ANAMarketplace/ANAPeriodicals/OJIN/TableofContents/Vol142009/No2May09/Articles-Previous-Topics/Surge-Capacity.html）

CHA Hospital Preparedness Program（https//www.calhospitalprepare.org/post/what-difference-between-tabletop-exercise-drill-functional-exercise-and-full-scale-exercise）

everbridge：What is the All-Hazards Approach to Emergency Preparedness?（https://www.everbridge.com/blog/what-is-the-all-hazards-approach/）

Fundamentals of Business Continuity Planning（http://www.datatrans.org/presentations/100331-2_BDA_DATA_GW_Presentation.pdf）

Kelen GD, McCarthy ML：The Science of Surge（http://www.hopkins-ceoar.org/downloads/pbulications/science_surge.pdf）

厚生労働省医政局地域医療計画課：地域医療構想について．2015（https://www.mhlw.go.jp/file/04-Houdouhappyou-10904750-Kenkoukyoku-Gantaisakukenkouzoushinka/0000094397.pdf）

熊本市上下水道局HP（http://www.kumamoto-waterworks.jp/?waterrorks_article=15872）

日本医師会：患者の権利に関するWMAリスボン宣言（http://www.med.or.jp/wma/lisbon.html）

Ready（https://www.ready.gov/ja/be-informed）

消防庁：自家発電設備の点検方法が改正されました（https://www.fdma.go.jp/mission/prevention/suisin/items/h30_leaflet01.pdf）

Societal security – Guideline for incident preparedness and operational continuity management（https://www.sis.se/api/document/preview/909330/）

東京都水道局資料（http://www.waterworks.metro.tokyo.jp/suidojigyo/torikumi/kenkyukai/pdf/k_kaisei_26_05.pdf）

Weblio辞書・限定合理性（http://www.weblio.jp/content/bounded+rationality）

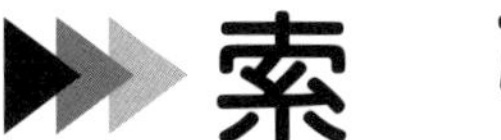

索　引

数字

英字

あ行

か行

さ行

た行

な行

は行

ま行

や行

ら行

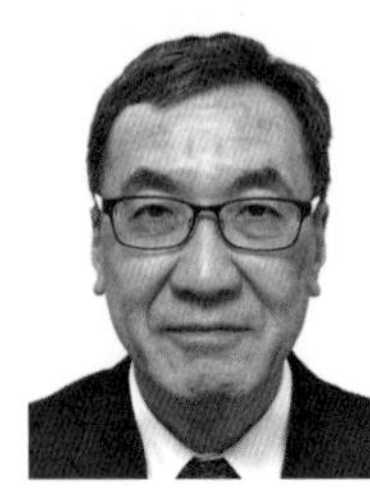

《 著者紹介 》

佐々木　勝（SASAKI MASARU）

日本大学客員教授
元内閣官房参与
元都立広尾病院・院長
【専門】 救急医学，災害医学，戦傷医療
【資格】 日本救急医学会　指導医，日本脳神経外科学会　専門医
【おもな著書】 前線医療の処置マニュアル，新興医学出版社，2016
改訂版 医療従事者のための 災害対応アプローチガイド，新興医学出版社，2015
病院のBCP 災害時の医療継続のために，新興医学出版社，2014
さくさくトリアージ救急外来『ポケットマニュアル』，東京法令出版，2010

【資料提供】東京ガス株式会社
オーソ・クリニカル・ダイアグノスティックス株式会社

©2019　　第１版発行　2019年６月２０日

使える病院BCP　（定価はカバーに表示してあります）

検印省略

著　者　佐々木　勝
発行者　林　峰子
発行所　株式会社 新興医学出版社
〒113-0033　東京都文京区本郷６丁目26番８号
電話　03（3816）2853　　FAX　03（3816）2895

印刷　株式会社 藤美社　　ISBN978-4-88002-783-8　　郵便振替　00120-8-191625